Psychotherapie und Psychosomatik

Texte zur Fort- und Weiterbildung

Herausgeber: P. Buchheim Th. Seifert

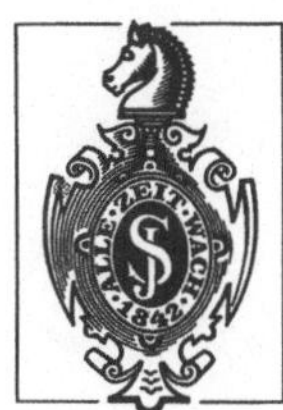

Paul L. Janssen (Hrsg.)

Psychoanalytische Therapie der Borderlinestörungen

unter Mitwirkung von
P. Fürstenau, U. Henneberg-Mönch, S. O. Hoffmann,
M. Lohmer, W. Schumacher, R. Tölle, W. Trimborn

Springer-Verlag
Berlin Heidelberg New York London Paris
Tokyo Hong Kong Barcelona

Prof. Dr. med. Paul L. Janssen
Westfälische Klinik für Psychiatrie Dortmund
Klinik an der Ruhr-Universität Bochum
Marsbruchstr. 179
D-4600 Dortmund 41

ISBN-13:978-3-540-52762-6 e-ISBN-13:978-3-642-75809-6
DOI: 10.1007/978-3-642-75809-6

CIP-Kurztitelaufnahme der Deutschen Bibliothek
Psychonalytische Therapie der Borderlinestörungen/Paul L. Janssen (Hrsg.). Unter Mitw. von P. Fürstenau. – Berlin ; Heidelberg ; New York ; London ; Paris ; Tokyo ; Hong Kong ; Barcelona : Springer, 1990
(Psychotherapie und Psychosomatik)
ISBN-13:978-3-540-52762-6

NE: Janssen, Paul L. [Hrsg.]; Fürstenau, Peter [Mitverf.]

2119/3020-543210 – Gedruckt auf säurefreiem Papier

Inhaltsverzeichnis

Autorenverzeichnis

Fürstenau, P., Prof. Dr. phil.
Leiter des Instituts für angewandte Psychoanalyse Düsseldorf,
Honorarprofessor im Fachbereich Humanmedizin der Universität Gießen,
Grafenberger Allee 365, 4000 Düsseldorf 1

Henneberg-Mönch, Ursula, Dipl.-Psychologin
Psychoanalytikerin,
Am Jägersteig 8, 4010 Hilden

Hoffmann, S. O., Prof. Dr. med., Dipl.-Psychologe
Direktor der Klinik und Poliklinik für Psychosomatische Medizin und
Psychotherapie der Universität Mainz,
Untere Zahlbacher Str. 8, 6500 Mainz

Janssen, P. L., Prof. Dr. med.
Leitender Landesmedizinaldirektor der Westfälischen Klinik
für Psychiatrie Dortmund-Aplerbeck,
Marsbruchstr. 179, 4600 Dortmund 41

Lohmer, M., Dr. phil., Dipl.-Psychologe
Städtisches Krankenhaus Bogenhausen, Abt. Psychosomatische Medizin
und Psychotherapie,
Englschalkinger Str. 77, 8000 München 77

Schumacher, W., Prof. Dr. Dr. med.
Leiter des medizinischen Zentrums für Psychiatrie, Klinikum der
Justus-Liebig-Universität Gießen,
Am Steg 22, 6300 Gießen

Tölle, R., Prof. Dr. med.
Direktor der Klinik für Psychiatrie der Westfälischen Wilhelms-Universität,
Albert-Schweitzer-Str. 11, 4400 Münster/Westfalen

Trimborn, W., Dr. med.
Arzt für Psychoanalyse und Psychotherapie,
Karlstr. 17, 7800 Freiburg

Einleitung

P. L. Janssen

In diesem Band werden die Referate publiziert, die auf dem 1. Dortmunder Symposion für Psychotherapie in der Westfälischen Klinik für Psychiatrie in Dortmund, einer altehrwürdigen psychiatrischen Institution von bald 100 Jahren, gehalten wurden. Mit diesem 1. Symposion sollte auch öffentlich sichtbar ein wissenschaftlich-psychotherapeutischer Schwerpunkt gesetzt werden. Die Wahl eines psychotherapeutischen Schwerpunkts hatte zum einen persönliche Gründe, da mein wissenschaftlicher und klinischer Schwerpunkt in der psychoanalytischen Psychotherapie und Psychosomatik liegt, zum anderen sollte mit der Wahl eines psychotherapeutischen Schwerpunkts an einer psychiatrischen Institution die historische Entwicklung zweier wissenschaftlicher Disziplinen, die der Psychiatrie und die der Psychotherapie, charakterisiert werden.

Dieses psychiatrische Fachkrankenhaus mit seinen alle Gebiete der Psychiatrie umfassenden Bereichen war vor Jahrzehnten – wie viele der heutigen Fachkrankenhäuser in der Bundesrepublik Deutschland – Verwahranstalt, geprägt von den psychiatrischen Auffassungen jener Zeit und fast ohne therapeutischen Anspruch, der sich – auch wenn vorhanden – aufgrund der Personalsituation und weiterer institutioneller Bedingungen auch nicht verwirklichen ließ. Die damalige Psychiatrie grenzte weitgehend die Methode des psychotherapeutischen Verstehens und Veränderns aus. Der Nationalsozialismus, der mit seiner Vernichtungsstrategie unwerten Lebens auch an dem Dortmunder Haus nicht vorbeiging, tat sein übriges, psychotherapeutisches Denken bei der Behandlung psychisch Kranker zu verbannen.

Nach den Zerstörungen des 2. Weltkriegs kam es zu einem enormen Anwachsen der psychiatrischen Institutionen. Das Dortmunder Haus hatte bis zu 1600 Betten. Erst in den 60er und 70er Jahren initiierte die sozialpsychiatrische Bewegung nicht nur einen Wandel in den psychiatrischen Versorgungsstrukturen, sondern auch eine zunehmende Beschäftigung mit Psychologie, Psychotherapie, Psychoanalyse und Soziologie – so auch in der Dortmunder Klinik. Die Psychiater wurden dynamisiert. Veränderungen in den Versorgungsstrukturen wurden auch durch die Entwicklung der Psychopharmaka möglich, ein Mehr an Psychotherapie im multiprofessionellen Team von Ärzten, Diplompsychologen, Sozialarbeitern und Pflegepersonal war erlaubt. Zunächst wurde diese eher von den psychotherapeutisch orientierten Diplompsychologen getragen als von den Psychiatern selber.

An diese Tradition anknüpfend, bedeutet die Einrichtung eines psychotherapeutischen Symposions, von der Überidealisierung der Psychotherapie zu einer nüchternen Betrachtung der vielen offenen Fragen in der Behandlung psychisch

Kranker zu kommen. Die Psychotherapie ist in der Verbindung mit der Psychosomatik mittlerweile ein eigenständiger Forschungs- und Versorgungsbereich und integraler Bestandteil der gesamten Medizin. Eine ihrer offenen Fragen ist, welchen Beitrag sie zu der Lösung der Behandlungs- und Versorgungsprobleme der Psychiatrie leisten kann.

Der Leitgedanke für das neu initiierte Dortmunder Symposion für Psychotherapie ist: Die psychotherapeutische Behandelbarkeit schwerer psychischer Störungen. Neben der Psychotherapie von Neurosen sollen daher insbesondere Themen, die sich mit Psychotherapie schwerer Persönlichkeitsstörungen und Psychosen befassen, Vorrang haben. Zu einer solchen Gewichtung geben die Ergebnisse der empirischen Psychotherapieforschung Anlaß genug. Die bisherigen psychotherapeutischen Behandlungserfolge sind weitgehend bei Ich-stärkeren Patienten gewonnen worden. Je schwerer eine Pathologie, je schlechter die Ergebnisse (Luborsky 1988). Die Psychotherapie befaßt sich z. Z. zu wenig mit Ich-schwächeren, desintegrierten und chronifizierten Kranken. Die Psychotherapeuten werden daher noch viel Kreativität und konzeptuelle Entwicklung leisten müssen, um auch solchen Patienten besser gerecht zu werden. Nach diesem Leitgedanken liegt es nahe, daß das 1. Symposion sich mit der psychoanalytischen Therapie der Borderlinestörungen befaßt.

Die Diagnose „Borderline" wird in den letzten Jahren häufiger gestellt. Zuvor wurde diese Diagnose eher sporadisch für mit der psychiatrischen Nosologie nicht schärfer erfaßbare psychische Erkrankungen, insbesondere für schizophrene Psychosen, verwendet. Die zunehmend häufigere Verwendung der Diagnose mutet teilweise inflationär an. Die Diagnostiker lassen häufig nicht erkennen, auf welchen Borderlinebegriff sie sich beziehen. Insofern ist eine Besinnung auf den Stand der psychopathologischen und psychodynamischen Forschung notwendig. Dieser Band soll dazu einen Beitrag leisten (vgl. dazu die Beiträge von Tölle, Hoffmann, Schumacher und Janssen in diesem Band). Da die Objektivierung des Konstrukts „Borderline" noch in den Anfängen steckt (vgl. Rohde-Dachser 1989), werden wir uns hier auf die klinischen Darstellungen und Behandlungsverläufe beschränken (vgl. dazu die Beiträge von Fürstenau, Trimborn, Henneberg-Mönch und Lohmer in diesem Band).

Der Begriff „Borderline" ist von Psychoanalytikern geprägt worden. Er wurde von Stern (1938) erstmals erwähnt, der auch die unter diesem Begriff zusammengefaßten psychischen Störungen ausgezeichnet beschrieb (vgl. Beitrag Hoffmann in diesem Band). Zuvor hatte Reich (1925 nach Benedetti 1977) bei der Beschreibung der Charakterneurosen Grenzzustände zwischen Psychosen und Neurose oder Psychose und Gesundheit beschrieben. Helene Deutsch (1942) hat mit Borderlinepatienten solche psychisch Kranken gemeint, die Grenzfälle zur Psychose sind. Sie nannte sie „Als-ob-Persönlichkeiten". Es waren Menschen, die sich aus sozialen Kontakten zurückzogen, unfähig zur Beziehung waren und Defekte in ihrer Ich- wie in ihrer Über-Ich-Entwicklung zeigten. Mellita Schmideberg (1947) verstand darunter Persönlichkeitsstörungen, die zwar die Merkmale von psychotischen Patienten aufwiesen, aber nie psychotisch wurden. Sie faßte darunter Patienten mit Asozialität, Haltlosigkeit und Frustrationsintoleranz. Da sie diese Patienten für latent psychotisch hielt, sie aber kaum je psychotisch wurden, sprach sie von deren Stabilität in der Instabilität. Es folgten weitere ausführliche

Studien, z. B. von Grinker et al. (1968), Frosch (1964) u. a. (vgl. Beitrag Hoffmann und Janssen in diesem Band).

Vor ca. 30 Jahren entfachte Kernberg (1975) unter den Psychoanalytikern in den USA eine Diskussion um den Begriff „Borderline". Wenn auch ein Großteil der Psychiater und der Psychoanalytiker sich heute an diesem Begriff der Borderlinestörung orientieren (s. unten), so bleibt doch eine Unsicherheit in der Verwendung des Begriffs.

Dies läßt sich schon darin zeigen, daß manche von Borderline*syndrom,* andere von Borderline*zustand,* wieder andere von Borderline*persönlichkeit* und auch von Borderline*persönlichkeitorganisation* sprechen. Meiner Auffassung nach sollte die Diagnose „Borderline" nur in psychodynamischer Hinsicht verwendet werden, wenn der Diagnostiker eine psychodynamisch zu charakterisierende Borderlinestruktur feststellt.

Die Schwierigkeiten der Formulierung des Borderlinekonzepts hängen auch damit zusammen, daß die Psychiatrie nur ungern die aus der Psychoanalyse kommenden Impulse über die Borderlinekonzepte aufgegriffen hat. Eine streng am beobachteten Phänomen orientierte Forschung wollte sich mit den psychodynamischen Konstrukten, z. B. von Kernberg u. a., ungern auseinandersetzen. So ist noch heute der Borderlinebegriff ein „ungeliebtes Kind" in der Ehe von Psychiatrie und Psychoanalyse (Rohde-Dachser 1986).

Im wesentlichen lassen sich heute 4 verschiedene Auffassungen zur Borderlinestörung unterscheiden:

1) Die deskriptive Psychiatrie unterscheidet die Borderlinepersönlichkeitsstörung von anderen Persönlichkeitsstörungen (Gunderson u. Kolb 1978; Spitzer u. Endicott 1979). Diese Auffassung ist in das offizielle amerikanische Diagnoseschema, das DSM-III und DSM-IIIR eingegangen. Die Bedingungen einer Borderlinepersönlichkeitsstörung sind erfüllt, wenn von 8 Verhaltensmerkmalen 5 angetroffen werden. Zu diesen Verhaltensmerkmalen rechnen z. B. Impulsivität oder Unberechenbarkeit im Triebbereich im Sinne der Impulsneurose, instabile zwischenmenschliche Beziehungen mit ausgeprägten Entwertungen oder Idealisierungen, heftige unintegrierte Affekte (v. a. Wutzustände und abrupt wechselnde Stimmungslagen). Auch die Merkmale des Nicht-alleine-sein-Könnens, der depressiven Isolierung, der chronischen Gefühle von Leere und Langeweile und Tendenzen zu körperlichen Selbstschädigungen gehören dazu sowie manche bisher den Psychosomatosen zugerechnete Störungen wie Bulimia und Anorexia nervosa und manche Drogen- und Alkoholabhängigkeiten (Köhler u. Sass 1984). In Untersuchungen an akut hospitalisierten persönlichkeitsgestörten Patienten ließ sich aus psychiatrisch-deskriptiver Sicht mit der Diagnose „Borderline" keine größere klinische Relevanz gegenüber den traditionellen Typen der Persönlichkeitsstörungen feststellen (Modestin u. Toffler 1985), was wir in bisher nicht-veröffentlichten Untersuchungen jedoch nicht bestätigen konnten.
2) Manche Psychoanalytiker bezeichnen jene Fälle als „Borderline", die unter psychodynamischen Gesichtspunkten die Ich-Verzerrung des Psychotikers zeigen, jedoch keine psychotischen Symptome aufweisen. So definieren z. B. Laplanche u. Pontalis (1967) Grenzfälle als Fälle, die an der Grenze zwischen

Neurose und Psychose liegen, besonders latente Schizophrenien mit neurotischer Symptomatik. Eine ähnliche Auffassung vertreten Moore u. Fine (1967), Rycroft (1968) und insbesondere Winnicott (1952). Der Kern der Störung soll zwar psychotisch sein, jedoch sind solche Patienten psychoneurotisch strukturiert, so daß sie psychoneurotische und psychosomatische Störungen produzieren, hingegen kaum psychotische Symptome. Diese Auffassung wird entschieden, insbesondere von Frosch (1964, 1988) vertreten. Frosch führt dazu den Begriff „psychotischer Charakter" ein. Er meint damit ähnlich wie Winnicott, daß in einer Persönlichkeit etwas organisiert ist, das unter bestimmten Bedingungen zur Psychose führt, d. h. daß bei diesen Patienten strukturell von einer Psychose gesprochen werden sollte. Sie weisen jedoch in ihrer Ich-Struktur bessere Anpassungsmöglichkeiten auf, die eine psychotische Dekompensation in der Regel verhindern und es ihnen erlauben, Konflikte auf einer neurotischen Ebene zu verarbeiten (vgl. Beitrag Hoffmann in diesem Band).

3) In einem Teil der psychiatrischen Literatur werden solche Grenzzustände am ehesten als schizophrenieähnliche Erkrankungen mit neurotischer Überlagerung, also als pseudoneurotische Schizophrenien aufgefaßt (z.B. Hoch u. Polatin 1949; Benedetti 1977; Huber 1985; Süllwold 1986). Benedetti spricht von einem Defekt in der Selbstidentität der Borderlinepatienten. Die Ich-Fragmentierung im emotionellen Bereich führe wie bei latenten Psychosen zu Desintegrationserscheinungen und zu schweren Depressionen. Anders als bei dem Schizophrenen, der sich in eine autistische Welt zurückziehen könne, könne dies der Borderlinepatient nicht; er reagiere eher mit narzißtischen Wutzuständen. Damit beschreibt Benedetti schon eine Spezifität der Borderlinepatienten, den andere Autoren nicht herausstellen. Für Huber und Süllwold ist das Borderlinephänomen eine Variante der Schizophrenie.

4) Die verbreitetste Auffassung unter Psychoanalytikern faßt den Begriff „Borderline" als eine spezielle Persönlichkeitsstruktur im Sinne der Borderlinepersönlichkeitorganisation Kernbergs oder als Borderlinestruktur. Danach ist die Borderlinestörung ein psychisches Krankheitsbild im Grenzbereich von Neurose, Psychose und schwerer Charakterpathologie. Mit dem Begriff wird zugleich eine bestimmte Ebene psychischen Funktionierens, abgrenzbar von der neurotischen und der psychotischen Funktionsebene, charakterisiert. Patienten, die auf einem „Borderlineniveau" psychisch funktionieren, zeigen Defizienzen in der Ich-Struktur und eine mangelnde Integrationsfähigkeit für widersprüchliche Impulse und Gefühle, die zur sog. Identitätsdiffusion wie auch zu spezifischen Abwehrformationen, v. a. Spaltungen und projektiven Identifikationen, führt. Diese Auffassung wird insbesondere von Kernberg (1975, 1977, 1984), Masterson (1976), Volkan (1976, 1989), Green (1977), Stone (1980), Meissner (1982), Rohde-Dachser (1986, 1989), Ermann (1985), Lohmer (1988) u. a. vertreten.

Diese kurzen einleitenden Hinweise auf die Geschichte des Borderlinebegriffs und der verschiedenen deskriptiven und psychodynamischen Auffassungen, die in den folgenden Beiträgen noch vertieft dargestellt und diskutiert werden, sollen dem Leser die Aneignung des komplexen Themas „Borderline" erleichtern. Die Borderlinestörung hat in unserer alltäglichen Praxis hohe klinische Relevanz. Wir alle haben mit Borderlinepatienten zu tun, die in unseren Stationen oder Praxen durch ihr impulshaftes Agieren Unordnung bringen, die auf Interventionen nicht reagieren, die Wut in uns mobilisieren, die unseren Bemühungen trotzen usw. Die folgenden Beiträge werden Ihnen nicht nur ein Verständnis der Borderlinestruktur nahebringen, sondern Ihnen auch zeigen, wie die psychoanalytische Behandlung der Borderlinepatienten verstanden und konzeptualisiert wird.

Literatur

Benedetti G (1977) Das Borderline-Syndrom. Nervenarzt 48:641–650

Deutsch H (1942) Some forms of emotional disturbance and their relationship to schizophrenia. Psychoanal 11:301–321

Ermann M (1985) Ansatz und Technik der psychoanalytischen Borderline-Behandlung. Prax Psychother Psychosom 30:243–253

Frosch J (1964) The psychotic character: clinical psychiatric considerations. Psychiatr Q 38:81–86

Frosch J (1988) Psychotic Character versus Borderline. Int J Psychoanal 69 Part I:347–357, Part II:445–456

Green A (1977) The borderline concept. In: Hartocollis P (ed) Borderline personality disorders. Int Univ Press, New York, pp 15–44

Grinker RR, Werble B, Drye RC (1968) The borderline syndrome. A behavioral study of ego-functions. Basic Book, New York

Gunderson JG, Kolb JE (1978) Discriminating features of borderline patients. Am J Psychiatry 135:792–796

Hoch P, Polatin R (1949) Pseudoneurotic forms of schizophrenia. Psychiatr Q 23:248–276

Huber G (Hrsg) (1985) Basisstadien endogener Psychosen und das Borderline-Problem. Schattauer, Stuttgart New York

Kernberg OF (1975, [3]1979) Borderline-Störungen und pathologischer Narzißmus. Suhrkamp, Frankfurt am Main

Kernberg OF (1977) The structural diagnosis of borderline personality organization. In: Hartocollis P (ed) Borderline personality disorders. Int Univ Press, New York NY, pp 87–121

Kernberg OF (1984) Severe personality disorders. Psychotherapeutic strategies. Yale Univ Press, Yale London

Köhler K, Sass H (1984) Diagnostisches und Statistisches Manual psychischer Störungen (DSM III). Beetz, Weinheim Basel

Laplanche J, Pontalis J-B ([1]1967, 1972) Das Vokabular der Psychoanalyse. Suhrkamp, Frankfurt am Main

Lohmer M (1988) Stationäre Psychotherapie bei Borderline-Patienten. Springer, Berlin Heidelberg New York Tokyo

Luborsky L (1988) Einführung in die analytische Psychotherapie. Springer, Berlin Heidelberg New York Tokyo

Masterson JF ([1]1976, 1980) Psychotherapie bei Borderline-Patienten. Klett-Cotta, Stuttgart

Meissner WW (1982) Notes on the potential differentiation of borderline conditions. Int J Psychoanal Psychother 9:3–49

Modestin J, Toffler G (1985) Borderline-Pathologie bei hospitalisierten Persönlichkeitsstörungen. Nervenarzt 56:673–681

Moore BE, Fine BD (1967) A glossary of psychoanalytic terms and concepts. Am Psychoanal Assoc, New York

Rohde-Dachser C (1986) Borderlinestörungen. In: Kisker KP, Lauter H, Meyer JE, Müller C, Strömgren E (Hrsg) Psychiatrie der Gegenwart I. Springer, Berlin Heidelberg New York Tokyo, S 125–150

Rohde-Dachser ([4]1989, [1]1979) Das Borderline-Syndrom. Huber, Bern Stuttgart Toronto

Rycroft C (1968) A critical dictionary of psychoanalysis. Basic Books, New York

Schmideberg M (1947) The treatment of psychopaths and borderline patient. Am J Psychother 1:45–70

Spitzer RL, Endicott J (1979) Justification for separating schizotypical and borderline personality disorders. Schizophr Bull 5:95–100
Stern A (1938) Psychoanalytic investigation of and therapy in the borderline group of neuroses. Psychoanal Q 7:467–498
Stone MH (1980) The Borderline syndromes. Constitution, personality and adaptation. McGraw-Hill, New York
Süllwold L (1986) Schizophrenie. Kohlhammer, Stuttgart
Volkan VD ([1]1976, 1978) Psychoanalyse der frühen Objektbeziehungen. Klett-Cotta, Stuttgart
Volkan VD (1989) Eine modifizierte psychoanalytische Technik bei der Behandlung der Borderline-Struktur. In: Werthmann V (Hrsg) Eine Herausforderung für die Psychoanalyse. Pfeifer, München
Winnicott DW ([1]1952, 1976) Psychose und Kinderpflege. In: Von der Kinderheilkunde zur Psychoanalyse. Kindler, München, S 110–123

Persönlichkeitsstörungen: Problematik und diagnostische Bedeutung

R. Tölle

Persönlichkeitsstörungen

Persönlichkeitsstörung ist nicht etwa nur ein neues Wort für Psychopathie oder abnorme Persönlichkeit. „Personality disorder" oder Persönlichkeitsstörung beinhaltet eine Konzeption, die von der traditionellen Psychopathielehre z. T. erheblich abweicht. Das ist allerdings kaum aus dem *Diagnostic and Statistical Manual* (DSM III R) der American Psychiatric Association (1988) abzulesen, weder aus der Definition noch aus den Beschreibungen von Typen; denn DSM beschränkt sich konsequent auf Verhaltensmerkmale. Der Überblick der jüngeren amerikanisch-psychiatrischen Literatur läßt eine differenzierte Konzeption von „personality disorder" erkennen. Die wichtigsten Aspekte sind:

- Der Begriff ist (noch) wertfrei.
- Die Merkmale der Persönlichkeitsstörungen wurden empirisch untersucht, wobei die durchweg guten Reliabilitäten nicht über Validitätsprobleme hinwegtäuschen können.
- Abgrenzungen einzelner Typen gegeneinander gelingen nur unzulänglich.
- Zwischen „gestört" und „normal" sind die Übergänge fließend: Persönlichkeitsstruktur und Persönlichkeitsstörung sind nur graduell verschieden.
- Persönlichkeitsstörung ist ätiologisch und nosologisch offen.
- Die Persönlichkeitsdiagnose ist stets nur ein Teil, nämlich eine Dimension (Achse) der Diagnostik. Eine Persönlichkeitsstörung ist also nicht eine Diagnose schlechthin.

Diese Neuerungen sind für die psychiatrische Diagnostik nützlich. Dennoch bleiben Probleme. Bevor ich darauf eingehe, möchte ich versuchen, den Begriff Persönlichkeitsstörung zu konkretisieren.

Eine allgemeingültige *Definition* ist bekanntlich schwer zu finden. Wenn man von wenig gesicherten Aussagen absieht und eine kurze Formulierung versucht, könnte diese folgendermaßen lauten: Von Persönlichkeitsstörung spricht man, wenn eine Persönlichkeitsstruktur durch starke Ausprägung bestimmter Merkmale so akzentuiert ist, daß sich hieraus ernsthafte Leidenszustände oder/und Konflikte ergeben. Erschöpfend ist diese Definition allerdings nicht.

Ein Beispiel für eine Persönlichkeitsstörung, die vor sehr langer Zeit beschrieben und später eingehender untersucht und umfassender konzipiert wurde, ist die *sensitive Persönlichkeit*. Die deskriptive Fassung verdanken wir Gaupp (1910), die reaktionspsychologische Erklärung Kretschmer (1918). Später wurde die sensitive Persönlichkeitsentwicklung psychoanalytisch untersucht und definiert (Kuiper 1958) sowie biographisch beschrieben (Tölle 1966). Aufgrund dieser Befunde können wir die sensitive Persönlichkeitsentwicklung heute auch als Charakterneurose bezeichnen.

Ein Beispiel einer in der amerikanischen Psychiatrie bewährten, hier aber noch wenig bekannten Persönlichkeitsstörung ist die *passiv-aggressive Persönlichkeitsstörung.* Diese Menschen widersetzen sich den Anforderungen, die sich in persönlichen, beruflichen und sozialen Lebensbereichen stellen, nicht in Form aktiver Auseinandersetzung, sondern indirekt mit passiven Mitteln wie Zaudern und Verbummeln, Verspätung, Vergessen usw. So wird latente Aggressivität durch Passivität zum Ausdruck gebracht. Hieraus kann Ineffizienz der Lebensführung insgesamt resultieren. Die Entstehung dieser Persönlichkeitsstörung, die hier nur skizziert werden kann, wird aus der Neigung der Eltern abgeleitet, kindliche Äußerungen von Selbstsicherheit und Durchsetzungsfähigkeit zu bestrafen und zugleich Abhängigkeitsbedürfnisse ambivalent zu begegnen. So würden aggressive Regungen durch Schulderleben und durch Angst vor Vergeltung umgeformt zu Unselbständigkeit und Abhängigkeit (Whitman et al. 1954; Malinow 1981).

Die Entwicklung dieses Begriffs, beginnend mit Erfahrungen an Soldaten im 2. Weltkrieg, spiegelt sich in den 3 Fassungen des DSM wider (s. Übersicht). Die

Passiv-aggressive Persönlichkeitsstörung in der amerikanischen Psychiatrie

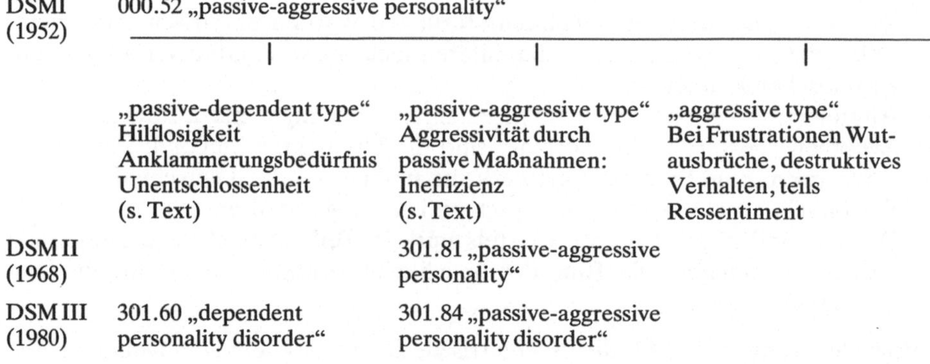

DSMI (1952)	000.52 „passive-aggressive personality“		
	„passive-dependent type“ Hilflosigkeit Anklammerungsbedürfnis Unentschlossenheit (s. Text)	„passive-aggressive type“ Aggressivität durch passive Maßnahmen: Ineffizienz (s. Text)	„aggressive type“ Bei Frustrationen Wutausbrüche, destruktives Verhalten, teils Ressentiment
DSM II (1968)		301.81 „passive-aggressive personality“	
DSM III (1980)	301.60 „dependent personality disorder“	301.84 „passive-aggressive personality disorder“	

erste Version war dimensional angelegt und differenzierter als die späteren. Diesbezüglich (und auch in den meisten übrigen Teilen des Kapitels Persönlichkeitsstörung) sieht die jüngste Revision (DSM III R) keine Änderung vor. Die passivaggressive Persönlichkeitsstörung ist aber leider nicht für ICD 10. vorgesehen.

Zum *Verlauf* der Persönlichkeitsstörungen, besser gesagt: zum Lebenslauf dieser Menschen gibt es nur wenige Untersuchungen, deren Ergebnisse aber erstaunlich gut übereinstimmen. Zwei deutschsprachige Studien (Tölle 1966; Müller 1981) ergaben, sehr kurz zusammengefaßt, folgendes:

- Die Persönlichkeitsmerkmale bleiben zeitlebens *qualitativ* praktisch unverändert.

- Jedoch ist Persönlichkeitsstörung nicht statisch zu verstehen: Der Ausprägungs*grad* hingegen ist unterschiedlich in Abhängigkeit von Lebensumständen und Lebensalter.
- Behandlungsbedürftige Krisen zeigen unterschiedliche, nichtspezifische Symptomatik und werden im Laufe des Lebens seltener.
- Persönlichkeitsstörungen lassen im fortschreitenden Lebensalter und insbesondere im Senium bei einem Großteil der Betroffenen nach.
- In der zweiten Lebenshälfte treten neue Symptome kaum noch auf.
- Etwa je ⅓ zeigt einen ungünstigen, einen kompromißhaften oder einen günstigen Lebenslauf (im medizinisch-psychologisch-sozialen Sinne).
- Kompromißhaft bedeutet in diesem Zusammenhang: Mitigierung der Persönlichkeitsstörungen, relatives Wohlbefinden und Adaptation, aber auch Vitalitätseinbußen, Antriebsverarmung und Einengung, also Residualzustand ähnlich wie nach Neurosen.

Probleme

Persönlichkeits- oder Krankheitsbegriff

Was versteht die Psychiatrie eigentlich unter Psychopathie bzw. Persönlichkeitsstörung? Wenn man dieser Frage nachgeht, stellt man bald fest, daß die Konzeptionen unterschiedlich, größtenteils aber ausgesprochen morbusbezogen sind. Die Terminologie, die unbeirrt beibehalten wird, zeigt das deutlich: schizoide Persönlichkeit weist auf Schizophrenie hin, anankastische Persönlichkeitsstörung oder „compulsive personality disorder“ auf Zwangssymptomatik, paranoide Persönlichkeitsstörung auf Wahnkrankheit, zyklothyme Persönlichkeit auf affektive Psychose. Manche dieser Darstellungen gleichen mehr Krankheitsbeschreibungen als Persönlichkeitsbeschreibungen. Das ist nicht zufällig. Die ursprüngliche Konzeption sah in Psychopathien (Persönlichkeitsstörungen) Verdünnungsformen von Psychosen; die psychischen Krankheiten galten als extreme Ausprägungen der Persönlichkeitsvarianten. Auf diese unbewiesenen Annahmen stößt man auch heute noch, selbst in der amerikanischen Psychiatrie (Akiskal u. Hirschfeld 1983; Klerman 1984). Kennzeichnend für diese Denkweise sind neue Begriffe wie schizotypische oder Borderlinepersönlichkeitsstörung.

In der psychiatrischen Persönlichkeitsdiagnostik ist es üblich, von „prämorbider“ Persönlichkeitsstruktur oder Persönlichkeitsstörung zu sprechen. Das klingt nicht gut. Wohl kaum ein Patient möchte sich als „-morbid“ bezeichnen lassen bzw. seine Persönlichkeit und sein früheres Leben allein unter den Aspekt der Erkrankung gestellt sehen. Man könnte das vielleicht hinnehmen, wenn hier die individuelle Persönlichkeit gemeint wäre. Jedoch wird gerade in diesem Zusammenhang stark typisiert. Insbesondere die älteren, abgegriffenen und pejorisierenden Typenbezeichnungen wie hysterisch oder schizoid, aber auch willensschwach oder asthenisch werden unter diesem Aspekt problematisch. „Menschlich aber bedeutet die Klassifikation und Feststellung des Wesens eines Menschen eine Erledigung, die bei näherer Besinnung beleidigend ist und die Kommunikation abbricht“ (Jaspers 1913/1953, S. 365f.).

Die morbusbezogene Persönlichkeitslehre ist wissenschaftlich nicht aufrechtzuerhalten. Denn empirische Untersuchungen sprechen nicht für derartige enge Beziehungen zwischen Persönlichkeitstypus und Krankheitsart. Die Erwachsenenpsychiatrie muß sich von dieser einseitigen Betrachtungsweise lösen (Tölle 1988), die von der Kinder- und Jugendpsychiatrie bereits aufgegeben wurde (Lempp 1984). Statt nur nach den ohnehin schwer beweisbaren ursächlichen Beziehungen zwischen Persönlichkeit und Krankheit zu fragen, muß der Blick auch auf das Betroffensein der Persönlichkeit und deren Reaktionen gerichtet werden, auf die Vielgestaltigkeit der Persönlichkeitsstrukturen und die sich hieraus ergebenden Therapieindikationen.

Deskriptiv versus psychodynamisch?

Bekanntlich gibt es einerseits deskriptiv und andererseits psychodynamisch ausgerichtete Persönlichkeitsforschungen in der Psychiatrie. So ist es zu erklären, daß ein Teil der Persönlichkeitsstörungen beschreibend-psychopathologisch, ein anderer Teil pathogenetisch-erklärend gefaßt worden ist. Nur deskriptiv bestimmte Persönlichkeitsstörungen sind einige ältere Typen (hyperthyme, paranoide, fanatische) und auch manche Typenbildungen der jüngeren amerikanischen Psychiatrie (s. Übersicht). Auf der anderen Seite stehen Persönlichkeitsstörungen, die psychoanalytisch konzipiert, aber nicht oder nur unzureichend klinisch beschrieben worden sind, z. B. Borderlinepersönlichkeitsstörung, auf die noch einzugehen sein wird, oder narzißtische Persönlichkeitsstörung, deren Beschreibung auf der Verhaltensebene durch Kernberg (1975) derart pejorativ ausfiel, daß sie kaum als Deskription brauchbar ist.

Konzeptionen von Persönlichkeitsstörungen

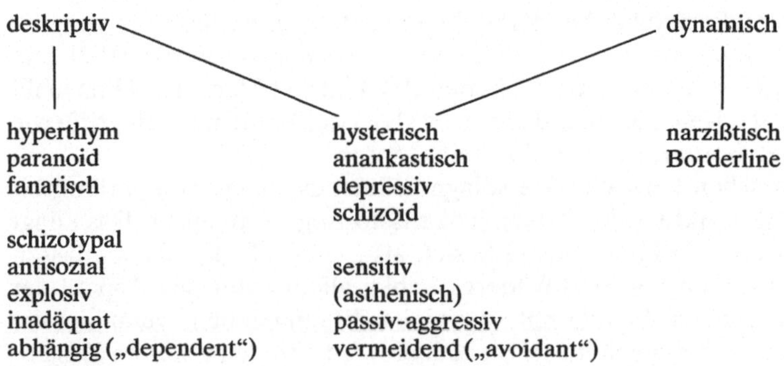

Dazwischen aber stehen Persönlichkeitsstörungen (s. Übersicht oben), die sowohl deskriptive als auch tiefenpsychologisch überzeugend definiert worden sind. Hierher gehören außer den 4 sog. klassischen Charakterneurosen sowie den sensitiven und passiv-aggressiven Persönlichkeitsstörungen, von denen bereits die

Rede war, auch die noch zu besprechende Vermeidungspersönlichkeit („avoidant personality disorder" ist auch in ICD 10. vorgesehen) und mit Einschränkung auch die asthenische Persönlichkeitsstörung, deren psychodynamische Untersuchung noch wenig fortgeschritten ist.

Es zeichnet sich also ab, daß an die Stelle der Alternative deskriptiv vs. psychodynamisch eine mehrdimensionale Vorgehensweise tritt: Die beschreibbaren Merkmale dienen dem Erkennen, die psychodynamischen Befunde dem Verstehen der Persönlichkeit. Nur zu beschreiben würde zu einer seelenlosen Pathometrie führen, nur zu interpretieren zu abstrakten psychoanalytischen Konzeptionen. Was nun in diesen Zusammenhängen unter „psychodynamisch" zu verstehen ist, bedarf einer genaueren Differenzierung.

Struktur, Entwicklung, Reaktion

Was konstituiert – in psychodynamischer Hinsicht – einen Persönlichkeitstypus? Die Maßstäbe sind unterschiedlich. Teils handelt es sich um umfassende Konzeptionen der Persönlichkeitsfehlentwicklungen wie bei den Charakterneurosen, teils aber liegen den Persönlichkeitstypisierungen enger begrenzte Konzeptionen zugrunde, nämlich typische Verhaltensweisen, die psychodynamisch ableitbar sind. Man wäre geneigt, einerseits von strukturellen Störungen (im Sinne einer Anlage oder der sog. frühen Störung), andererseits von konstellativen Störungen zu sprechen, wären nicht diese Begriffe allzu vieldeutig.

Zu den konstellativ konzipierten Persönlichkeitsstörungen gehören z.B. die reaktionstypologischen Beschreibungen des asthenischen, sensitiven und expansiven Menschen durch Kretschmer (1918), des weiteren die erwähnte passiv-aggressive Persönlichkeitsstörung. Exakter müßte es heißen: passiv-aggressive Reaktionsform oder passiv-aggressives Verhalten, das sich übrigens im Zusammenhang mehrerer Persönlichkeitsstörungstypen findet.

Entsprechendes gilt für die Vermeidungspersönlichkeit („avoidant personality disorder", nach Millon 1969, 1981): das psychodynamisch interpretierbare Vermeidungsverhalten, das dieser Konzeption zugrunde liegt, ist ubiquitär und daher nur wenig geeignet, einen Persönlichkeitstypus zu definieren. Aus dieser Sicht ist auch der Begriff narzißtisch kritisch zu betrachten, sofern hiermit ein Typus von Persönlichkeitsstörungen gemeint ist. Denn es wurden so viele Beziehungen zwischen narzißtischen und anderen Persönlichkeitsstörungen beschrieben, daß man Narzißmus eher für ein diagnoseübergreifendes psychodynamisches Prinzip halten muß. Auch nach Bräutigam (1984) ist die narzißtische Persönlichkeitsstörung ein sehr unbestimmter diagnostischer Begriff.

Die Problematik zeigt sich noch deutlicher bei dem Borderlinebegriff. Er wird in mindestens 3 Versionen benutzt: Zunächst als Krankheitsbezeichnung im Sinne der Grenzpsychosen des Überschneidungsgebiets von Schizophrenie und Neurose, wie sie von Benedetti (1967) auf deskriptiver Ebene beschrieben wurden; die wichtigsten Symptome sind: hypochondrische Ängste, Entfremdungserleben, vage Beziehungsvorstellungen (nicht Wahn), depressive Verstimmungen.

Zweitens bedeutet „borderline" ein psychodynamisches Konstrukt, das „boderline personality organisation" genannt wird (hierzu s. Beitrag Hoffmann in diesem Band), dessen Elemente sich bei den verschiedensten Persönlichkeitsstörungen finden lassen. Ungeachtet zahlreicher offener Fragen bewährt sich diese Version in der Psychotherapie. Beide Begriffe sind wohl begründet, jeder auf seiner Ebene bzw. in seinem Denksystem. Die Beziehungen zwischen dem Krankheitsbild und der psychodynamischen Konzeption sind nicht so eng, wie die gleichlautende Bezeichnung vermuten läßt.

Die dritte Version von Borderline muß kritischer beurteilt werden: Bei Borderlinepersönlichkeitsstörung handelt es sich weder um einen Krankheitsbegriff noch um das genannte psychoanalytische Konstrukt, sondern um den Versuch der Beschreibung einer Persönlichkeitsstörung auf Verhaltensebene. Dieser Versuch ist nicht gut gelungen. Die beschriebenen Persönlichkeitsmerkmale entsprechen denen bei verschiedenen Charakterneurosen. Die Diagnose Borderlinepersönlichkeitsstörung, deren diagnostischer Nutzen bezweifelt werden muß (Gunderson u. Kolb 1978), erweist sich im Verlauf als ausgesprochen unbeständig, die Patienten erhalten später in der Regel andere Diagnosen und umgekehrt.

Wenn gesagt wurde, daß Typen von Persönlichkeitsstörungen teils strukturell, teils konstellativ konzipiert werden, so handelt es sich um charakteristische Vorgehensweisen der Erwachsenenpsychiater: Sie gehen vom Querschnitt des gegenwärtigen Erlebens und Verhaltens aus und berücksichtigen retrospektiv die Anamnese. Dem gegenüber steht das entwicklungspsychologische Vorgehen, wie es dem Kinderpsychiater möglich ist (Lempp 1984), der nicht das fertige Bild, sondern dessen Entstehung beobachten kann. Diese Perspektive ist auch im Hinblick auf Persönlichkeits*störungen* ergiebiger und für die Psychiatrie des Erwachsenenalters lehrreich. Hier ist auch auf die entwicklungspsychologischen Untersuchungen von Thomas u. Chess (1977) hinzuweisen.

Individuelle oder typische Persönlichkeit

Wenn in der praktischen Psychiatrie von Persönlichkeit oder Persönlichkeitsstörung die Rede ist, meint man in der Regel die individuelle Persönlichkeit. Es ist längst selbstverständlich geworden, in Diagnostik und Therapie die persönlichen Besonderheiten des Patienten – neben den Symptomen seiner Krankheit – zu beachten. Die psychiatrische Forschung hingegen hebt hauptsächlich auf Typen von Persönlichkeiten oder Persönlichkeitsstörungen ab; denn wissenschaftliche Arbeit muß darauf abzielen, von Einzelerfahrungen zum Allgemeingültigen fortzuschreiten.

Wie Typenbildungen zustande kommen, soll ein Zitat illustrieren, das nicht der psychiatrischen Literatur, sondern der Dichtung entnommen ist, der wir ja zahlreiche Charakterdarstellungen verdanken. In *Die toten Seelen* schreibt Nikolaj Gogol 1842:

> Die Herren waren hier wie überall verschieden: Es gab dünne, die immer wieder um die Damen herumscharwenzelten ..., sie setzten sich ebenso ungezwungen zu den Damen, sprachen ebenso geläufig französisch, machten ganz die gleichen Witze ... Die andere Gruppe Herren waren die dicken ..., diese drückten sich lieber vor den Damen, wo sie konnten, und sahen sich immer um, ob der livrierte Diener noch nicht die grünen Whisttische hergerichtet habe. Ihre Gesichter waren voll und rund ... Ihre Gesichtszüge waren feist und herb. Es waren die angesehensten Beamten ... (S. 589).

Mit unverkennbarer Ironie demonstriert Gogol anschaulich, wie Typen gebildet werden, welche Genugtuung derartiges Einordnen verschaffen kann und wie problematisch solches Vorgehen ist.

Typologische Abstraktionen sind unvermeidbar reduktionistisch. Ein Typus erfaßt immer nur einen Teilaspekt einer realen Persönlichkeit, andere Persönlichkeitsanteile bleiben unberücksichtigt. Zugleich aber werden Typen umfassend konzipiert, so daß eine individuelle Persönlichkeit nicht alle Merkmale eines Persönlichkeitstypus aufweist. Das Typisieren stößt also auf Grenzen, wie auch die Praxis lehrt: Je älter der Patient, je länger seine Biographie, die wir überschauen, desto zweifelhafter wird die kategoriale Zuordnung seiner Persönlichkeit zu einem Typus. Je älter und erfahrener der Psychiater, desto größer sind seine Bedenken beim Typisieren. Andererseits: je früher, biographisch gesehen, untersucht wird, je jünger also der Patient ist, desto größer muß die Zurückhaltung sein, ihn einem Persönlichkeitstypus zuzuordnen, wie die Kinder- und Jugendpsychiater betonen. Zusammenfassend ist festzustellen: je genauer wir untersuchen, je besser wir einen Menschen kennenlernen, um so mehr tritt seine Individualität hervor und die psychiatrische Typik zurück.

Die abstrahierende und typisierende Persönlichkeitsforschung hat bisher bemerkenswert wenig Ergebnisse erbracht, die der wissenschaftlichen Kritik standhielten (Tölle 1988). Trotzdem empfiehlt es sich, sowohl individuell zu untersuchen als auch typisierend vorzugehen. Das ist nun nicht im Sinne eines Kompromisses gemeint, sondern es läßt sich konkret zeigen, wie individuelle und typisierende Persönlichkeitsdiagnostik aufeinander bezogen sind.

Der diagnostische Prozeß verläuft i. allg. zunächst vom Individuellen zum Typischen. Er ist aber auch gegenläufig: das gefundene typische Muster vermittelt Anregungen und Fragen zur näheren und tieferen individuellen Persönlichkeitsdiagnostik. Die Bedeutung der Typusdiagnose liegt hauptsächlich in der Möglich keit, von hier aus die Persönlichkeit in wesentlichen Teilaspekten zu verstehen und daraus Therapieindikationen abzuleiten. Allerdings gehen in die Indikation zur Psychotherapie nicht nur allgemeine Regeln sondern auch individuelle Daten ein. Zugleich ist Psychotherapie einer der besten Wege, die Persönlichkeit in ihrer Einmaligkeit zu erkennen.

Individuelle und typisierende Persönlichkeitsdiagnostik bilden also keinen Gegensatz, sondern sie stehen in einer systemischen Beziehung. Ausgang und Ziel ist die individuelle Persönlichkeit. Sozusagen dazwischen steht der ermittelte Persönlichkeitstypus als Arbeitshypothese für Diagnostik und Therapie. Aus der Summe der individuellen Erfahrungen wird die Regel entwickelt, die auf den Einzelfall angewendet werden will.

Aus diesen Überlegungen folgt auch, daß Typus, Regel und Kategorie in der Psychiatrie stets nur Hilfsgrößen sind. Werden sie zum Selbstzweck, so führt der diagnostische Prozeß in eine Sackgasse. Klassifikation ist demnach der letzte Schritt der Diagnostik. An den Anfang gesetzt, brächte Klassifikation den diagnostischen Prozeß rasch zum Erliegen.

Diagnostischer Nutzen

Die Probleme und Bedenken erscheinen so groß, daß man ernsthaft fragen muß, ob Persönlichkeitsstörung eine nützliche diagnostische Kategorie sein kann. Wenn es selbstverständlich ist, die Persönlichkeit des Kranken zu beachten, und wenn mit Persönlichkeitsstörung nichts anderes gemeint ist als die Akzentuierung bestimmter Merkmale, bedarf es dann überhaupt einer diagnostischen Kategorie Persönlichkeitsstörung? Sollen wir Persönlichkeitsstörung ganz aufgeben? Diese Frage wird noch dringlicher, wenn wir unter anthropologischem Aspekt fragen, was Person oder Persönlichkeit eigentlich ist.

Die Praxis sieht allerdings anders aus. Eine Umfrage bei Psychiatern in der Bundesrepublik Deutschland (Tölle 1986) ergab, daß praktisch alle Psychiater den Begriff Persönlichkeitsstörung oder einen verwandten Begriff als diagnostische Kategorie benutzten (Tabelle 1). Nach dem am häufigsten verwendeten Begriff Persönlichkeitsstörung folgen die Begriffe abnorme Persönlichkeit und Charakterneurose. Seltener verwendet werden die Bezeichnungen dissoziale und psychopathische Persönlichkeit. Mehr als ⅔ der Psychiater benutzen 3 oder mehr dieser Begriffe nebeneinander. Wie zu erwarten, korreliert die Verwendung von abnormer Persönlichkeit mit der von Psychopathie. Andererseits werden die Begriffe Persönlichkeitsstörung und Charakterneurose besonders häufig vom gleichen Arzt nebeneinander verwendet. Demnach halten fast alle Psychiater die diagnostische Kategorie Persönlichkeitsstörung (oder einen entsprechenden Terminus) für brauchbar. Worin aber liegt der klinische Nutzen? Hierzu einige kurze Anmerkungen:

Bei *Neurosen* ist es selbstverständlich, Symptomatik *und* Persönlichkeit diagnostisch zu erfassen, zumal zwischen beiden Befundreihen wenig spezifische Beziehungen bestehen. Bei affektiven Psychosen, insbesondere *Melancholien* (endogenen Depressionen) ist – entgegen der noch vorherrschenden Ansicht – keine einheitliche Persönlichkeitsstruktur festzustellen. Der sog. Typus melancholicus ist nicht die Regel, und er beschreibt nicht eine Persönlichkeitsstruktur insgesamt. Bei Melancholiekranken werden sehr verschiedene Persönlichkeitsstrukturen

Tabelle 1. Verwendung der 5 am meisten gebrauchten diagnostischen Begriffe (470 Psychiater)

Diagnostische Bezeichnung	Häufigkeit ihrer Verwendung
1. Persönlichkeitsstörung	80,1%
2. Abnorme Persönlichkeit	70,1%
3. Charakterneurose	63,1%
4. Dissoziale Persönlichkeit	50,8%
5. Psychopathische Persönlichkeit	41,5%
Alle 5 Begriffe	13,9%
4 Begriffe	28,1%
3 Begriffe	27,1%
2 Begriffe	21,5%
Nur 1 Begriff	6,6%
Kein Begriff	2,8%

Tabelle 2. Beziehungen zwischen Wahn und sensitiver Persönlichkeitsstruktur

	Wahnentwicklungen (Paranoia)[a] n = 30	Melancholiekranke mit Wahn n = 13
Ausgeprägt sensitive Persönlichkeitsstruktur	23 (76,7%)	1 (7,7%)

[a] Teils mit psychoorganischen Störungen bzw. körperlicher Behinderung.

angetroffen, die es zu erfassen gilt, wenn die Behandlung sich nicht in der Verordnung von Pharmaka erschöpfen, sondern die persönliche Führung des Patienten und ggf. Psychotherapie einschließen soll. Die *Wahnentwicklungen* im Sinne der Paranoia sind das klassische Beispiel für eine enge Beziehung zwischen Persönlichkeitsstörung und Erkrankung. Mindestens ¾ der Paranoiapatienten zeigen eine sensitive Persönlichkeitsentwicklung, die andererseits bei wahnhafter Melancholie die Ausnahme ist (Tabelle 2). Allerdings ist die Wahnentwicklung die einzige Krankheit mit so enger Beziehung zu einem Persönlichkeitstypus.

Bei *organischen Hirnkrankheiten* kommt der Persönlichkeitsdiagnostik eine besondere Bedeutung zu, da sich der Hirnprozeß (z. B. ein Hirntumor) oft zuerst an Veränderungen der Persönlichkeit erkennen läßt. Aber auch in späteren Verlaufsabschnitten und selbst bei fortgeschrittener Demenz kommt es darauf an, die Persönlichkeit, ggf. Persönlichkeitsstörungen des Kranken zu kennen, um manche Verhaltensweisen besser zu verstehen, um auf den Kranken eingehen zu können und um ihn so gut wie möglich *persönlich* zu behandeln.

Aus diesen Beispielen ergeben sich die hauptsächlichen *Folgerungen:* Die Persönlichkeitsdimension ist in der psychiatrischen Diagnostik selbstverständlich und für die Therapie unentbehrlich. Dabei ergänzen deskriptive und psychodynamische Persönlichkeitsdiagnostik einander. Begriffe und Konzepte, Typologien und Klassifikationen sind nützliche Hilfsmittel. Diagnostisch wesentlich ist die konkrete individuelle Persönlichkeit.

Literatur

Akiskal HS, Hirschfeld RMA (1983) The relationship of personality to affective disorders. A critical review. Arch Gen Psychiatry 40:801–810

American Psychiatric Association (1988) Diagnostic and statistical manual of mental disorders (DSM III R). American Psychiatric Association, Washington DC/WA (dt. 1989, Beltz, Weinheim Basel, Hrsg.: HU Wittgen, H Saß, M Zaudig, K Koehler)

Benedetti (1967) Psychopathologie und Psychotherapie der Grenzpsychose. Prax Psychother 12:1–12

Bräutigam W (1984) Bemerkungen zu Erscheinungsformen, Bedeutung, Diagnose, Terminologie und Therapie der Neurosen. In: Heimann H, Foerster K (Hrsg) Psychogene Reaktionen und Entwicklungen. Fischer, Stuttgart New York

Gaupp R (1910) Paranoische Veranlagung und abortive Paranoia. Centralbl Nervenheilkd Psychiatr NF XXI:65–68

Gogol N (1842) Die toten Seelen. Gesammelte Werke. Desch

Gunderson JG, Kolb JE (1978) Discriminating features of borderline patients. Am J Psychiatry 135:792–796

Jaspers K (1913, [6]1953) Allgemeine Psychopathologie. Springer, Berlin Göttingen Heidelberg
Kernberg OF (1975) Borderline conditions and pathological narcissism. Aronson, New York (dt. 1979: Borderline-Störungen und Pathologischer Narzißmus, 3. Aufl. Suhrkamp, Frankfurt am Main)
Klerman GL (1984) Andere spezifische affektive Erkrankungen. In: Freedman AM et al. (Hrsg) Psychiatrie in Praxis und Klinik, Bd 1. Thieme, Stuttgart New York
Kretschmer E (1918, [4]1966) Der sensitive Beziehungswahn. Springer, Berlin Heidelberg New York
Kuiper PC (1958) Verständliche Zusammenhänge bei der Entwicklung des sensitiven Charakters. Arch Psychiatr Neurol 196:590–610
Lempp R (1984) Psychische Entwicklung und Schizophrenie. Huber, Bern Stuttgart
Malinow KL (1981) Passive-aggressive personality. In: Lion JR (ed) Personality disorders, 2nd edn. Williams & Wilkins, Baltimore London, pp 121–132
Millon T (1969) Modern psychopathology. Saunders, Philadelphia
Millon T (1981) The avoidant personality. In: Lion JR (ed) Personality disorders, 2nd edn. Williams & Wilkins, Baltimore London, pp 103–120
Müller C (1981) Psychische Erkrankungen und ihr Verlauf sowie ihre Beeinflussung durch das Alter. Huber, Bern Stuttgart Wien
Thomas A, Chess S (1977) Temperament and development. Paterson, New York/NY (dt. 1980: Temperament und Entwicklung. Enke, Stuttgart 1980)
Tölle R (1966) Katamnestische Untersuchungen zur Biographie abnormer Persönlichkeiten. Springer, Berlin Heidelberg New York
Tölle R (1986) Persönlichkeitsstörungen. In: Psychiatrie der Gegenwart, 3. Aufl, Bd 3. Springer, Berlin Heidelberg New York Tokyo
Tölle R (1988) Beziehungen zwischen Persönlichkeit und Psychose. In: Janzarik W (Hrsg) Persönlichkeit und Psychose. Springer, Berlin Heidelberg New York Tokyo
Whitman R, Trousman H et al. (1954) Clinical assessment of passive-aggressive personality. Arch Neurol Psychiatry 72:540–549

Charakterneurose und Borderlinepersönlichkeitsstörung

S. O. Hoffmann

Das Konzept der Charakterneurose stammt wie der Borderlinebegriff aus der psychoanalytischen Tradition und wurde/wird v. a. von psychodynamisch orientierten Autoren verwendet. Reich und Alexander benutzten in den 20er Jahren erstmals die damals (und teilweise noch heute) austauschbaren Begriffe „Charakterneurose“ und „neurotischer Charakter“. Im Verständnis von Psychoanalytikern sind diese Begriffe geeignet, die stärker deskriptiven Begriffe Persönlichkeitsstörung, Psychopathie oder abnorme Persönlichkeit zu ersetzen. Man muß sich aber klar machen, daß es sich in der Praxis so verhält, daß diese Begriffe, je nach der theoretischen Grundorientierung des Autors, weitgehend synonym benutzt werden. Auch die Begriffe Persönlichkeit und Charakter sind austauschbar. Der Charakterbegriff ist der ältere, gewissermaßen unmodernere, zeigt aber in der Folge seiner Bevorzugung durch Psychoanalytiker eine stärker dynamische Konnotation. Der Persönlichkeitsbegriff ist demgegenüber eher deskriptiver, scheinbar wertfreier.

Die in Frage stehenden Störungen liegen im Bereich des inneren Erlebens und äußeren Verhaltens, zeigen aber in der Regel nicht die charakteristischen *Symptome* der Psychoneurosen. In der Klinik beobachten wir das ganze Ausmaß an Phänomenen, das in der Beschreibung der abnormen Persönlichkeit erfaßt wird. Zutreffend ist wohl die Aussage, daß keine neurotische Symptomatik sich nicht auch charakterlich niederschlagen kann.

Reich (1933), dessen Einfluß in diesem Bereich noch immer nachwirkt, bestreitet einen prinzipiellen Unterschied zwischen *Symptomneurose* und *Charakterneurose.* Die Symptome würden von ihren Trägern einfach weniger gut rationalisiert, die Charakterneurose zeige weniger Krankheitseinsicht und sei insgesamt komplexer aufgebaut als die gewöhnliche Neurose. Ein Symptomneurotiker in diesem Sinne wäre ein Mensch, welcher zu einer Integration seiner Neurose in seine Persönlichkeit durch eine umfassende Rationalisierung nicht (mehr) fähig ist. So verstanden wird die Charakterneurose damit zum Produkt der Integration von Symptomen, die man nicht länger abwehren kann und die ihrerseits selbst Ergebnis eines unzulänglichen Abwehrvorgangs sind. Die Annahme, daß die Charakterneurose einen progressiven, die Symptomneurose hingegen einen regressiven Anpassungsversuch darstelle, ist sicher sinnvoller als die auch vertretene ätiologische Pauschalierung, daß Charakterneurosen auf eine genetisch frühere (sog. „frühe Störung“) und Symptomneurosen auf eine genetisch spätere Konfliktbasis zurückgingen. Durch die laufende Assimilation pathogenen Konfliktmaterials während der Entwicklung muß sich letztlich das Ich verändern („ego distortions“), der Charakter beeinflußt werden. Der Zeitpunkt, an welchem dann ein

Mensch (symptom)neurotisch erkrankte, also eine floride Neurose entwickelte, wäre definierbar durch einen psychoökonomischen Zusammenbruch, welcher der Überforderung der Abwehr und der Anpassungsprozesse des Menschen nachfolgt (Hoffmann 1979, 1984). Was das Leiden der Menschen angeht, so ist die Parallele zum Psychopathiekonzept Schneiders unübersehbar. Auch das klassische Konzept der Charakterneurose umfaßt auf der einen Seite solche Patienten, die deutlich an sich selbst leiden – wenn auch in einer diffuseren Form als Symptomneurotiker –, und andererseits solche, die agieren, kein Leidensgefühl haben und andere Menschen durch ihr Verhalten stark beeinträchtigen („Aktionen statt Symptome"). Ich habe den Vorschlag gemacht, den psychodynamisch stark mit der Entstehung subjektiven Leidens verbundenen Neurosebegriff für die erste Gruppe zu reservieren und hier von „Charakterneurosen (im engeren Sinne)" zu sprechen. Das wären im Sinne Schneiders solche Personen, die an sich selber leiden. Für die anderen, die im wörtlichen Sinne auch keine Patienten – d.h. Leidende – sind, scheint die Beschreibung als „neurotische Charaktere (im engeren Sinne)" sinnvoller. Diese neuere Unterscheidung findet sich auch teilweise bei Bergeret (1974). Daß die Unterscheidung von Charakterneurosen und neurotischen Charakteren in diesem Sinne für die Therapie größte Bedeutung hat, liegt auf der Hand. Die einen sind einer Psychotherapie eher zugänglich, die anderen eher nicht.

Das Verhältnis von Charakter und Neurose kann heute von 3 Gesichtspunkten her bestimmt werden, was hier nur noch stichpunktartig angedeutet werden kann.

1) *Charakter als Basis der Neurose:* Charakter in dieser Funktion wird meist als „Charakterstruktur", „Grundstruktur", „Grundpersönlichkeit" oder „charakterliche Basis" bezeichnet.
   In diesem Sinne schreibt Schwidder (1958, S. 202): „Als grundlegende Voraussetzung für das Auftreten neurotischer Symptome [ist] die Entstehung der neurotischen Charakterstruktur anzusehen." Diese Position wird auch von den meisten deskriptiv orientierten Autoren heute weitgehend angenommen.
2) *Charakter als Alternative zur Neurose:* Wenn sich aus den Entwicklungskonflikten der Charakter alternativ zur neurotischen Erscheinung (charakterlich oder symptomatisch) entwickelt, so liegt am ehesten das vor, was als seelische Gesundheit bezeichnet wird. Es handelt sich hier um eine per definitionem Ich-syntone Verarbeitungsform. Diese ist an die inneren Bedürfnisse des Individuums und die äußeren Forderungen der Umwelt in ausreichender Weise angepaßt.
3) *Charakter als Parallele zur Neurose:* Hier werden die Entwicklungskonflikte zumindest im Anfang ebenfalls Ich-synton verarbeitet, das Ergebnis ist jedoch individuell und sozial unzureichend. Die Ich-dystonen Symptome der sich parallel entwickelnden Neurose werden in jedem Stadium charakterlich integriert, rationalisiert, Ich-synton gemacht. Das Ich erleidet Verzerrungen – wie Freud sagte –, es entsteht, individuell reich variierend, ein neurotischer Charakter oder eine Charakterneurose. Es gilt das, was Glover mit folgenden Worten umschrieb: „Viele ausgedehnte Charakterstörungen können recht genau durch den Grad klassifiziert werden, in welchem sie als Äquivalente wohlbekannter neurotischer Symptombildungen funktionieren (1959/60, S. 115)".

Diesen ersten Abschnitt zum Verhältnis von Charakter und Charakterneurose möchte ich mit einem Zitat von Winnicott abschließen:

> Charakter ist eine Manifestation gelungener Integration, und eine Charakterstörung ist eine Verzerrung der Ich-Struktur, wobei die Integration trotzdem aufrecht erhalten bleibt. Es ist vielleicht gut, sich daran zu erinnern, daß Integration einen Zeitfaktor hat. Der Charakter des Kindes hat sich auf der Grundlage eines stetigen Entwicklungsprozesses gebildet, und in dieser Hinsicht hat das Kind eine Vergangenheit und eine Zukunft (1963, dt. 1974, S. 268).

In diesem Zitat taucht der Begriff der Integration noch einmal in herausgehobener Position auf: Was wir als charakterlich bezeichnen, ist meist in die Persönlichkeit integriert, was wir als Symptom bezeichnen, scheint ihr fremd und wird als ausgegrenzt erlebt.

Der Begriff der Integration hat auch für die Vorstellung einer allgemeinen Klassifizierung der Charakterpathologie entscheidende Bedeutung, die von Kernberg (1970) stammt. Kernberg legt eine rein psychoanalytische Klassifikation vor, die sich auf die Pathologie des Ich und des Über-Ich, die Pathologie der verinnerlichten Objektbeziehungen und die Störung der libidinösen und aggressiven Triebabkömmlinge bezieht. Ich möchte diese Zusammenhänge hier nur andeuten, um eine Vorstellung zu vermitteln, worum es geht und um von hier aus zum Borderlinekonzept überzuleiten.

1) Charakterstörungen *„höherer Organisationsordnung“* zeigen ein relativ gut integriertes Ich und Über-Ich mit einer Bevorzugung der Verdrängung als Abwehr und wenig triebhafter Infiltration der abwehrenden Charakterzüge. Kernberg rechnet hierzu die meisten hysterischen Charaktere, die zwanghaften, depressiven und masochistischen Persönlichkeitsbilder.
2) Die Charakterstörungen *„mittlerer Organisationsordnung“* zeigen ein sogar noch strengeres Über-Ich als die zuvor geschilderten, sind aber bereits schlechter integriert. Das Über-Ich toleriert z.B. widersprüchliche Forderungen von sadistischen und verbietenden Anteilen einerseits und recht „primitiven“ magischen, überidealisierten Formen des Ich-Ideals auf der anderen Seite. Auch erfolgt die Abwehr über die Projektion des Gewissens nach außen, was sich dann wiederum in einer Verminderung der Fähigkeit, Schuldgefühle zu erleben, und paranoiden Neigungen zeigt. Insgesamt sind die Charakterzüge triebhafter infiltriert und die Objektbeziehungen dieser Menschen zeigen eine ausgeprägte Ambivalenz und Konflikthaftigkeit. Hierzu zählt Kernberg als „oral“ beschriebene Typen, die sog. passiv-aggressiven und die sadomasochistischen Persönlichkeiten sowie bestimmte infantile und hysteroide Bilder. Auch gewisse narzißtische Persönlichkeiten und eine Reihe von sexuellen Verhaltensabweichungen gehören nach seiner Ansicht in diese Gruppe.
3) Schließlich, und damit bin ich beim Borderlinethema angelangt, beschreibt Kernberg Charakterstörungen *„niederer Organisationsordnung“*. Hier ist das Über-Ich minimal integriert, es besteht eine ausgeprägte Neigung zur Projektion von primitiven und sadistischen Über-Ich-Anteilen. Die Abgrenzung von Ich und Über-Ich verschwimmt vollkommen, paranoide Züge sind ausgeprägt. Die Abwehr zentriert sich um eine primitive Dissoziation oder Spaltung. Die pathologische Charakterabwehr ist vorwiegend triebhaft, wobei gleichzeitig direkte Abfuhr von Triebwünschen wie auch Reaktionsbildungen gegen sie zugelassen werden. Im Selbstbild dieser Patienten bestehen nebeneinander

widersprüchliche, d.h. „gute“ und „schlechte“ Selbst- und Objektbilder. Das schlägt sich wiederum in schwergestörten Objektbeziehungen nieder, die sich im wesentlichen über die Projektion der eigenen Bedürfnisse strukturieren. Eine Wahrnehmung der Ganzheit eines sozialen Gegenübers ist unmöglich. Ein integriertes Selbstkonzept fehlt. Klinisch gehören in den Bereich dieser Charakterpathologie v. a. jene Störungen, die wir heute als Borderlinepersönlichkeitsstörungen zu bezeichnen gewohnt sind. Weitere klinische Begriffe wären die sog. infantilen Persönlichkeiten, eine schwergestörte Gruppe der narzißtischen Persönlichkeiten, Patienten mit einer antisozialen, schizoiden oder psychotischen Charakterstruktur. Weitere wären anzufügen.

Worauf es mir im Zusammenhang meines Themas ankommt: Es wird deutlich, daß für Kernberg, wie für viele andere Kliniker, die sog. Borderlinezustände eindeutig dem Bereich der Persönlichkeits- bzw. Charakterpathologie zuzuordnen sind. Wie auch immer die begrifflichen Grenzlinien (das ist Borderline!) verlaufen mögen – für diese Autoren, zu denen auch ich mich zähle, besteht keine Frage, daß es sich nicht um eine Grenzlinie oder ein Grenzland zwischen Neurose oder Psychose handelt, sondern daß etwas Drittes sich abzeichnet, das durch deskriptive und psychodynamische Elemente beider genannter Störungsbereiche erfaßbar wird. Damit handelt es sich nicht um eine neue Form von „Als-ob-Neurose“ oder „Als-ob-Psychose“, sondern um eine Charakterstörung mit weitreichenden Ausfällen und entsprechend unzureichenden Kompensationsmechanismen.

Um welche Störungsbilder geht es? Ich greife 3 klassische Arbeiten heraus und referiere nur das Störungsbild, das sie unter verschiedenen Namen beschreiben.

Helene Deutsch berichtete 1934 „über einen Typus der Pseudoaffektivität (als ob)“. Sie beschreibt damit 5 Patientinnen mit auf den ersten Blick hysterischen Charakterzügen – im Ausmaß jedoch über diese hinausgehend. So haben diese Frauen merkwürdige Depersonalisationserscheinungen, die nicht als Ich-fremd erlebt werden, agieren profus Identifikationen mit anderen Menschen aus, welche über das Ausmaß dieser Angleichung manchmal beinahe erschrecken, besitzen eine durchaus gute Realitätsprüfung, so daß sie von den Psychosen nosologisch abzugrenzen sind, zeigen in den Objektbeziehungen eine ausgeprägte Verarmung, verleugnen aggressive Tendenzen und sind dominiert von Gefühlen innerer Leere. Vor allem die Tendenz dieser Patienten, die Eigenschaften anderer Menschen zu übernehmen, um ihre Bewunderung und Liebe zu erhalten, gebe ihnen – so H. Deutsch – einen unechten, einen „Als-ob“-Anstrich.

1938 führt dann Stern den Borderlinebegriff (mit Rückgriff auf andere Arbeiten aus den vergangenen 20 Jahren) offiziell in die Literatur ein: „Psychoanalytic investigation and therapy in the borderline group of neurosis“. Stern beschreibt eine psychoanalytisch schlecht behandelbare Gruppe von Patienten, deren Zahl nach seinem Eindruck (vor 50 Jahren!) ständig ansteige. Er beschreibt folgende Gruppen:

1) Eine massiv gestörte narzißtische Entwicklung. Diese Patienten litten an den Folgen einer „affektiven (narzißtischen) Fehlernährung“, die sich in der Konsequenz mit einer körperlichen Ernährungsstörung vergleichen lasse. Ihr Affektverhalten zeige einen ausgeprägten „Affekthunger“, der das klinische Bild dominiere.

2) Psychische Blutungsbereitschaft („psychic bleeding“). Darunter versteht Stern das Auftreten von Immobilität und Lethargie bei schmerzhaften oder traumatischen Erfahrungen, im Gegensatz zu den aktiven Lösungsversuchen von Neurotikern, also eine Art von Lähmung anstelle der Flucht oder des Kampfes.
3) Ausgeprägte Hypersensitivität, die von einer tiefen Verletztheit und Kränkbarkeit bei kleinsten Gelegenheiten bis zu paranoiden Beziehungsideen reicht.
4) Psychische Rigidität. Diese versteht der Autor als ein reflexartiges Einsetzen von Abwehrmechanismen, die zu innerer Starre führen.
5) Negative therapeutische Reaktionen.
6) Ausgeprägte Minderwertigkeitsgefühle.
7) Masochistische Züge.
8) Somatische Unsicherheit oder Angst.
9) Ausgedehnter Gebrauch von Projektionsmechanismen.
10) Schwierigkeiten bei der Realitätsprüfung, insbesondere innerhalb zwischenmenschlicher Beziehungen.

Um das Bild abzurunden, füge ich noch einige Begriffe aus der 1947 von Schmideberg veröffentlichten, ebenfalls therapietechnischen Arbeit *The treatment of psychopaths and borderline patients* an. Schmideberg stützt sich auf größere Fallzahlen als die vorher genannten Autoren und bringt erstmals längere Katamnesen, aus denen ablesbar wird, daß diese Patienten über Jahre trotz aller Schwankungen in ihrem psychopathologischen Bild gleich blieben. Aus dieser Arbeit stammt der berühmte und vielzitierte Satz, daß die Borderlinepatienten „stabil in ihrer Instabilität“ sind. Von Schmidebergs Beschreibungen seien nur noch die sozialen Anpassungsschwierigkeiten, das chaotische Leben mit seinen ständigen Katastrophen und die Schwierigkeiten, emotionale Kontakte zu halten und zu gestalten, erwähnt.

Ein Sprung von mehreren Jahrzehnten in das Jahr 1980: Im *Diagnostic and Statistical Manual* der American Psychiatric Association, dem berühmt-berüchtigten DSM III steht unter der Ziffer 301.83 „Borderline-Persönlichkeitsstörung“:

> Das Hauptmerkmal ist eine Persönlichkeitsstörung mit Instabilität in vielen Bereichen, einschließlich des zwischenmenschlichen Verhaltens, der Stimmung und des Selbstbildes. Kein einzelnes Merkmal ist immer vorhanden. Zwischenmenschliche Beziehungen sind vielfach intensiv, aber instabil mit erheblichen Schwankungen der Einstellung im Laufe der Zeit. Häufig kommt impulsives und unberechenbares Verhalten vor, das potentiell selbstschädigend ist. Die Stimmung ist oft instabil, mit ausgeprägten Schwankungen von einer normalen zu einer dysphorischen Gestimmtheit mit inadäquatem, heftigem Zorn oder mangelnder Kontrolle über den Zorn. Eine tiefgehende Identitätsstörung kann sich in Unsicherheit in verschiedenen Bereichen zeigen, die mit Selbstbild, Geschlechtszugehörigkeit oder langfristigen Zielen und Werten zusammenhängen. Es kann schwer fallen, das Alleinsein zu ertragen, auch können chronische Gefühle von Leere oder Langeweile bestehen (1984, S. 334).

Fast jeden Zug der in den älteren Arbeiten berichteten Eigenarten dieser Patienten referiert die moderne Beschreibung. Offensichtlich ist es möglich, sich mit einer gewissen Toleranz auf ein deskriptiv zwar vielfältiges, aber in seiner Vielfältigkeit und Instabilität wiederum ausreichend charakteristisches Bild festzulegen. Dafür war allerdings noch eine ausführliche phänomenologische und syndromatische Bearbeitung erforderlich, die u. a. Grinker (1977; Grinker et al. 1968), Gunderson (1977, 1984; Gunderson u. Singer 1975) sowie Spitzer et al. (1979) zu verdanken ist. Diese letzte Studie hatte v. a. konzeptkritische Auswirkungen. Erstaunlicherweise wird die ausgezeichnete Arbeit von Weisfogel et al. von 1969 wenig zitiert. Mir scheint das ein direkter Hinweis darauf, daß viele kräftig von ihr profitiert haben und sich hinterher dafür schämen.

Aber das in Jahrzehnten gewonnene phänomenale Bild zeigt Brüche, zerfällt in viele Untergruppen. Spitzer et al. (1979) hatten 2 typologische Extreme, die instabile Persönlichkeit und die schizoide Persönlichkeit, gefunden, die sich in der Mitte etwa hälftig überschnitten. In der Arbeit von Grinker et al. (1968) hatte die Clusteranalyse gar 4 prägnante Gruppen herausgefiltert:

1) Patienten an den Grenzen zur Psychose: Ihr Verhalten ist unangepaßt, ihr Selbstgefühl defizient, ihr Realitätssinn gestört. Dieser Subtyp ist es v. a., der im Gegensatz zu den anderen zu psychotischen Episoden neigt.
2) Das Kernborderlinesyndrom: Hier ist ein wechselndes Engagement mit anderen Menschen die Regel. Aggressionen werden besonders gegenüber Näherstehenden ausagiert, tritt das Agieren zurück, so herrscht Depression vor. Die Selbstidentität scheint erhalten, erweist sich aber bei genauerer Sicht als sehr inkonsistent.
3) Der 3. Typ entspricht weitgehend der von H. Deutsch beschriebenen Als-ob-Persönlichkeit.
4) Patienten an der Grenze zur Neurose: Die Beziehungen zu anderen sind kindlich und anklammernd. Angst und Depression treten genauso auf wie Ausfälle im Selbstwertgefühl, Selbsterleben und Identitätsempfinden.

Dieser Vielfalt der Phänomenologie begegnen wir auch in der Vielfalt der Ansätze zur Beschreibung der pathologischen Psychodynamik. Ich will diese abschließenden Bemerkungen nicht entlang der wohl bekanntesten Leitlinie, dem Werk von Kernberg (1975, 1977) machen, sondern anhand eines Autors, der zu Unrecht hartnäckig übersehen wird, nämlich Frosch. Dies nicht nur weil Grinker (1977), der scharfzüngige Kritiker Kernbergs, behauptet hat, daß irgendeine Gruppe von Psychoanalytikern wahrscheinlich Jahre brauchte, um sich über den Sinn dessen, was Kernberg meine, widerspruchsfrei zu einigen. Ich möchte dies v. a. tun, weil Frosch auch den Charakterbegriff beibehalten hat und statt vom Borderlinesyndrom seit Jahrzehnten hartnäckig vom psychotischen Charakter spricht.

Dieser Abschnitt sei noch einmal mit einem Zitat von Winnicott begonnen:

> Mit dem Begriff Borderline-Fall meine ich diejenigen Fälle, bei denen der Kern der Störung ein psychotischer ist, wobei der Patient allerdings soweit psychoneurotisch strukturiert ist, daß er stets in der Lage bleibt, psychoneurotische oder psychosomatische Störungen zu produzieren, wenn die eigentlich psychotische Angst in unverarbeiteter Form durchzubrechen droht (1971, S. 102).

Der Kern dieser Aussage ist folgendes: Die Patienten haben psychische Konflikte, die denen von Psychotikern gleichen, aber ihre Ich-Struktur ist so beschaffen, daß Verarbeitung dieser Konflikte in einer nichtpsychotischen Form möglich ist. Dieses Verständnis Winnicotts kennzeichnet die gesamte aktuelle Diskussion zur Psychodynamik des Borderlinesyndroms. Der Generalnenner ist das Verständnis, daß beim Borderlinepatienten etwas im Rahmen einer pathologischen Persönlichkeit organisiert ist, was unter anderen Bedingungen zu einer Psychose geführt hätte. Den Begriff des „psychotischen Charakters" hatte Frosch (1964) mit gerade diesem Ziel eingeführt, und er wird in der heutigen Diskussion v. a. von ihm selbst (1988) weiter vertreten. Die dynamischen Bedingungen der Psychose sind in ein nichtpsychotisches Ich-syntones Zustandsbild integriert, eben den „psychotischen Charakter" oder die „Borderline-Persönlichkeitsstruktur" (Kernberg). Mit noch anderen Worten: Die gleichen intrapsychischen Bedingungen, welche andere Patienten mit schlechteren Ich-Funktionen psychotisch werden lassen, haben sich hier „instabil stabil" in der Persönlichkeitsstruktur niedergeschlagen.

Diesen Niederschlag hat Frosch in neuester Zeit noch einmal ausführlich dargestellt. Dabei untersucht er die Borderlinepathodynamik anhand der Qualitäten dessen, was er den psychotischen Prozeß nennt, in 3 Bereichen, 1) der Art des Konflikts und der Gefährdung, 2) der Art der Abwehrvorgänge und 3) der Art der Einschränkungen des Ich und seiner Funktion.

1) Als die *eigentliche Bedrohung* und daraus resultierende *Angst* – gewissermaßen auf der tiefsten Stufe – des psychotischen Prozesses sieht Frosch die Gefährdung des Überlebens des Selbst. Das ist die Schwierigkeit, das Selbst als differenzierte und integrierte psychische Funktion zu erhalten. Die zugleich intensive wie konflikthafte Bedürftigkeit nach sozialen Kontakten sei aus dieser Bedrohtheit zu verstehen. Die Erhaltung des Gefühls einer eigenen Identität und die Erhaltung der Abgrenzung von Selbst und Nichtselbst ist ein nie zur Ruhe kommendes, immerwährendes Anliegen. Die Patienten sind ständig mit Problemen ihrer Identität befaßt.
2) Dementsprechend richtet sich die *Natur der Abwehr* auf die Erhaltung eines Überlebens von Selbst und Objekt bzw. gegen die aus den Bedrohungserlebnissen erwachsenden Ängste. Häufigste Form solcher primitiver Abwehr sind eine regressive Entdifferenzierung, projektive Techniken, Fragmentierung, Spaltung, massive Verleugnung und Somatisierung. Die Spaltung, nach Kernberg zentraler Mechanismus der Borderlinepersönlichkeitsstörung, reiht sich nach Frosch eher in eine Gruppe weiterer, von Kernberg übrigens auch gewürdigter Mechanismen ein.
3) Am ausführlichsten hat sich Frosch mit den *Einschränkungen des Ich und seiner Funktionen* befaßt. Diese betreffen beim Borderlinepatienten genauso wie beim Psychotiker breite Bereiche der Beziehung des Ich nach innen und außen. Folgezustände dieser strukturellen Ich-Störung sind Bewußtseinsveränderungen, charakteristischerweise von relativ kurzer Dauer, Wahrnehmungsverzerrungen und eine ausgeprägte Neigung zu regressiven Wahrnehmungsveränderungen. Die Diffusion der Ich-Grenzen führt ihrerseits zu schweren Körperbildveränderungen und zu jener „psychischen Blutungsbereitschaft" von Stern (1938), die Frosch als eine Ich-Schwäche in bezug auf die Verarbeitung von äußerem Streß interpretiert.

Dem Umgang mit der Realität kommt besondere Bedeutung zu. Er ist in den Worten Froschs ein immer wiederkehrendes Problem des „psychotischen Charakters". Dabei scheint der Defekt mehr in der Erhaltung einer *Realitätskonstanz* zu liegen, als in der Unfähigkeit, Zustände situativ realistisch zuzuordnen. Die Patienten können sich gewissermaßen nicht auf ihre Realitätserinnerung verlassen, sondern bedürfen einer ständigen erneuten Rückversicherung an der materiellen Realität. Im Kern jedoch sind sowohl die Beziehungen zur Realität selbst als auch die Erhaltung des Realitätsgefühls, als auch die Fähigkeit zur Realitätsprüfung gestört – wenn auch die Fähigkeit zur Realitätsprüfung im Vergleich zum Psychotiker als der noch relativ intakteste Bereich angesehen werden muß. „Dieser Faktor trägt stark dazu bei, daß die Patienten letztlich nicht psychotisch sind" (1988, S. 451). Wenn ich diese Überlegungen von Frosch noch einmal in meinen Worten zusammenfasse, so sieht er im Kern die gleichen Gefährdungen dieser Patientengruppe, wie sie bei verschiedenen Psychoseformen vorliegen, aber es sind ihre besseren Ich-strukturellen Bedingungen, die ihnen trotz möglicher psychotischer Episoden, letztlich eine instabile, aber nicht psychotische Existenz ermöglichen.

> Das Längsschnittbild ist eines von Brüchen, Disorganisation und Chaos, welches sich oft auch in den Familienstrukturen beobachten läßt, aber Anpassungsmechanismen sind auf verschiedenen Niveaus erhalten. Diese Anpassungen unterscheiden sich von den extrem regressiven des Psychotikers und den auf höherem Niveau integrierten von Neurotikern oder Normalpersonen. Regressive und progressive Anpassungen existieren nebeneinander, wie sich in den Lebensbewältigungen der Patienten in Schule, Beruf und Ehe beobachten läßt. Dennoch sind sie trotz schwerer Störungen über alles zu einer syntonen Anpassung an die objektive Realität in der Lage (1988, S. 453).

Dieser Beitrag von Frosch zum Verständnis des Borderlinecharakters ist ich- und selbstpsychologisch, ohne jedoch, wie Kernberg, den Versuch zu machen, Konzepte Kleins zu integrieren. Er wird dadurch kliniknäher, widerspruchsfreier und überprüfbarer. Von diesen Meriten unabhängig ist die Frage der Terminologie. Es erscheint mir unwahrscheinlich, daß der Begriff des „psychotischen Charakters" sich durchsetzen sollte, nachdem die Borderlinepersönlichkeitsstörung so breit eingeführt ist. Der Gesichtspunkt der gestörten Charakterdynamik wird jedoch durch das Konzept von Frosch ungleich besser repräsentiert.

Literatur

American Psychiatric Association (1980) Diagnostic and statistical manual of mental disorders III. American Psychiatric Association, Washington DC/WA (dt. 1984; Beltz, Weinheim Basel, Hrsg.: K. Koehler, H. Saß)

Bergeret J (1974) La personnalité normale et pathologique. Les structures mentales, le caractère, les symptômes. Dunod, Paris

Deutsch H (1934) Über einen Typus der Pseudoaffektivität („als ob"). Int Z Psychoanal 20:323–335

Frosch J (1964) The psychotic character: clinical psychiatric considerations. Psychiatr Q 38:81–96

Frosch J (1988) Psychotic character versus borderline. Part I and Part II. Int J Psychoanal 69:347–358, 445–456

Glover E (1958) Zur Frage der Ich-Deformierungen. (dt. 1959/60: Psyche 13:112–121).

Grinker RR (1977) The borderline-syndrome: a phenomenological view. In: Hartocollis P (ed) „Borderline personality disorders". Int. Univ. Press, New York, pp 159–172

Grinker RR, Werble B, Drye RC (1968) The borderline syndrome. A behavioral study of ego-functions. Basic, New York

Gunderson JG (1977) Characteristics of borderlines. In: Hartocollis P (ed) „Borderline personality disorders". Int. Univ. Press, New York, pp 173–192

Gunderson JG (1984) Borderline personality disorders. Psychiatr. Press, Washington DC/WA

Gunderson JG, Singer MT (1975) Defining borderline patients: an overview. Am J Psychiatr 132:1–10
Hoffmann SO (1979) Charakter und Neurose. Suhrkamp, Frankfurt am Main
Kernberg OF (1970) A psychoanalytic classification of character pathology. J Am Psychoanal Assoc 18:800–822
Kernberg OF (1975) Borderline conditions and pathological narcissism. Science House, New York (dt.: Suhrkamp, Frankfurt, 1978)
Kernberg OF (1977) The structural diagnosis of borderline personality disorders. In: Hartocollis P (ed) „Borderline personality disorders". Int. Univ. Press, New York, pp 87–121
Reich W (1933) Charakteranalyse. Technik und Grundlagen. Selbstverlag, Berlin
Schmideberg M (1947) The treatment of psychopaths and borderline patients. Am J Psychother 1:45–70
Schneider K (1950) Klinische Psychopathologie. Thieme, Stuttgart
Schwidder W (1958) Neopsychoanalyse (Harald Schultz-Hencke). In: Frankl V, Gebsattel G von, Schultz IA (Hrsg) Handbuch der Neurosenlehre und Psychotherapie, Bd 3. Urban & Schwarzenberg, München, S 171–220
Spitzer RL, Endicott J, Gibbon M (1979) Crossing the border into borderline personality and borderline schizophrenia. Arch Gen Psychiatr 36:17–24
Stern A (1938) Psychoanalytic investigation and therapy in the borderline group of neuroses. Psychoanal Q 7:467–498
Weisfogel J, Dickes R, Simons RC (1969) Diagnostic concepts concerning patients demonstrating both psychotic and neurotic symptoms. Psychiatr Q 43:85–122
Winnicott DW (1973, [1]1971) Vom Spiel zur Kreativität. Klett, Stuttgart
Winnicott DW (1974, [1]1963) Die Psychotherapie von Charakterstörungen. In: Winnicott DW (Hrsg) „Reifungsprozesse und fördernde Umwelt". Kindler, München, S 267–284

Theorien der Borderlinestruktur

P. L. Janssen

Schon lange sind den Analytikern Patienten bekannt, die in Handlungen, Aktionen, starken regressiven Übertragungsreaktionen oder in Somatisierungen ihre unbewußten Konflikte austragen. Ihre Phantasien zeigen zwar ebenfalls den Wunschcharakter in aller Deutlichkeit, sie wollen sie aber – in der Übertragung gerichtet auf ein konkretes Objekt – realisiert wissen. Sie nutzen den Analytiker als Übertragungsobjekt zur Befriedigung eigener Bedürfnisse. Bei Frustrationen kommt es zu heftigen aggressiven Impulsdurchbrüchen und paranoiden Ängsten usw.

Die psychoanalytische Haltung gegenüber einem neurotischen Patienten ist davon geleitet, daß Phantasietätigkeit und Ich-Spaltung auch in der regressiven Entwicklung einer Übertragungsneurose erhalten bleiben. Der Analytiker kann also auf die Symbolisierungskapazität des Ich des neurotischen Patienten bauen und darauf, daß die Deutung die Entwicklung des psychoanalytischen Prozesses fördert. Dies ist bei den oben beschriebenen Patienten nicht der Fall, so daß man schlußfolgern kann, daß sie nicht eine reifere Symbolbildungskapazität in ihrer Ich-Entwicklung erreicht haben und mit neurophysiologischen Verhaltensmustern wie Handlungen, Aktionen oder auch Somatisierungen ihre Störungen inszenieren (vgl. Janssen 1989). Für diese schwierigen Patienten wird heute mit Vorliebe die Diagnose „Borderline" benutzt.

In der Einleitung zu diesem Band bin ich auf die verschiedenen Auffassungen zur Borderlinestörung in der Psychiatrie und in der Psychoanalyse eingegangen. Im folgenden sollen nun die verschiedenen psychodynamischen Auffassungen, die über die Struktur der Borderlinepatienten vorliegen, im Überblick beschrieben werden. Ausgangspunkt der Strukturbeschreibung ist die Auffassung, daß es sich um eine spezielle Persönlichkeitsstruktur im Grenzbereich von Neurose, Psychose und schwerer Charakterpathologie handelt. Die unterschiedlichen psychodynamischen Modelle, die die Borderlinestruktur erklären sollen, spiegeln sehr gut die Divergenzen und die Entwicklungen in der Psychoanalyse hinsichtlich ätiologischer Konzepte. Ausgehend von der Konflikttheorie Freuds finden sich Erklärungsmodelle der Ich-Psychologie, der Objektbeziehungspsychologie, der Selbstpsychologie, der Introjektionstheorie und der theoretischen Ansätze Winnicotts vom Übergangsobjekt. Die psychodynamischen Konzepte zur Borderlinestruktur zeigen das Ringen in der Psychoanalyse um Integration der verschiedenen Theorien.

Borderlinepersönlichkeitsorganisation nach Kernberg

Mit Einführung des Begriffs, „Borderline-Persönlichkeits-Organisation" legt Kernberg (1975) ein stringentes psychodynamisches Konzept vor, in dem er die Störungen durch bestimmte Kriterien, die bei dem Funktionieren auf einem bestimmten psychischen Funktionsniveau vorherrschen, charakterisiert. Er betrachtet die Symptombildung nicht mehr allein unter dem Gesichtspunkt der Konfliktverarbeitung, sondern auch unter dem Gesichtspunkt, auf welcher psychischen Funktionsebene die jeweils gestörte Persönlichkeit operiert. In seinem Modell ordnet er das Borderlinephänomen auf einem mittleren psychischen Funktionsniveau ein zwischen dem höheren, der Neurose, und dem niedrigeren, der Psychose. So können deskriptiv als Neurosen klassifizierte Störungen, z.B. hysterische, depressive, zwanghafte, aber auch Persönlichkeitsstörungen, psychodynamisch gesehen auf dem höheren neurotischen wie auf dem mittleren Borderlinefunktionsniveau angesiedelt sein (vgl. Stone 1980). Aus dieser Auffassung von den unterschiedlichen höheren und niedrigeren Funktionsebenen, im gewissen Sinne eine systemische Theorie psychischen Funktionierens, leitete Kernberg (1988) eine Neukonzeptualisierung der intrapsychischen Struktur ab.

Tabelle 1 verdeutlicht, daß das jeweilige psychische Funktionsniveau zu charakterisieren ist durch Abwehr, Ich-Identitätsstörungen, Objektbeziehungsmodalitäten, Realitätsprüfung, Art der Übertragung und Reaktion auf Interpretationen.

Kernberg (1975, 1977, 1981, 1984) integriert in seine psychoanalytische Theorie der Borderlinepersönlichkeitsorganisation das Strukturmodell Freuds, die Ich-Psychologie und Teile der Objektbeziehungstheorie. Dies macht das Verständnis seines Konzepts nicht immer leicht.

Von einem genetisch-dynamischen Gesichtspunkt aus betont er wie Freud und Melanie Klein die übermäßig ausgeprägte, wahrscheinlich konstitutionell bedingte Stärke des Aggressionstriebs und die orale Fixierung bei Borderlinepatienten. Besonders die Annahme einer konstitutionell gegebenen Aggression, die neben den libidinösen Trieben Organisationsprinzipien des Seelischen sind, wurde von der psychoanalytischen Entwicklungspsychologie kritisiert. Kernberg läßt es offen, woher die Aggression stammt. Sie könnte auch, wie von den Entwicklungspsychologen angenommen, aus intensiven frühkindlichen Kränkungen entstanden sein. Später integriert Kernberg (1981) ausdrücklich die entwicklungspsychologischen Untersuchungen, die insbesondere von Mahler (1971), Mahler et al. (1975) und von Masterson (1981) herangezogen wurden (s. unten). Auch wenn Masterson die Borderlinepathologie mehr als Abwehr einer Verlassenheitsdepression versteht und Kernberg als Abwehr der Aggression, sind sie jedoch in ihrer entwicklungspsychologischen Auffassung von der Entstehung der Borderlinestörung gleicher Meinung (Abb. 1).

Die Borderlinepersönlichkeitsstruktur ist danach eine Entwicklungsstörung in der Separations-Individuations-Phase (Mahler et al. 1975). Die entwicklungspsychologische Grundannahme Kernbergs ist, daß der psychische Apparat aus einer Stufenabfolge von Internalisierungen von Objektbeziehungen entsteht. Kurz gefaßt und etwas vereinfacht ergibt sich folgendes Grundmuster der Entwicklung der Selbst-Objekt-Konstellation:

Tabelle 1. Psychisches Funktionsniveau

	Abwehr	Selbstgefühl Ich-Identität	Objektbeziehung	Realitätsprüfung	Übertragung	Interpretation
Neurotisch	Verdrängung Isolierung Reaktions-Bildung Ungeschehen-machen Rationalisierung	Integriertes Selbstkonzept Ungestörte Ich-Identität	Trennung von Selbst und Objekt Keine Ver-schmelzung	Intakt, auch bei neurotischer Ich-Störung	Keine Ver-schmelzung Ich-Spaltung möglich	Veränderung
Borderline	Spaltung Projektion Projektive Identifikation Verleugnung Allmachts-phantasien Primitive Idealisierung Entwertung	Identitäts-Diffusion	Partielle Verschmelzungs-phantasien Teilweise angewiesen auf real präsentes Objekt	Weitgehend erhalten	Nur zeitweise Aufhebung des „Als-ob-Charakters“ Objektbezogen	Nur bei speziellen Abwehrdeutungen
Psychotisch	Spaltung Projektion Projektive Identifikation Verleugnung Allmachtsphantasien Primitive Idealisierung Entwertung	Identitäts-diffusion	Totale Ver-schmelzungs-phantasien Angewiesen auf real präsentes Objekt	Aufgehoben	Aufhebung des „Als-ob-Charakters“ Totale Ver-schmelzung mit Therapeut	Verschlechterung

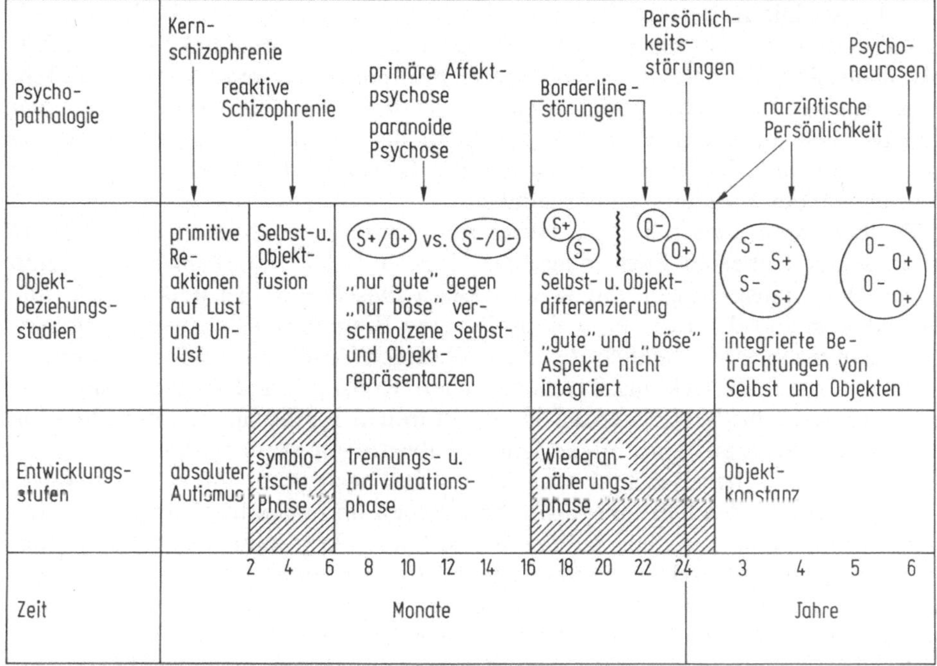

Abb. 1. Entwicklungstheoretisches Störungsmodell von Masterson und Rinsley: Beziehung zwischen Entwicklungsstufen und Objektbeziehungsstadien. (Aus Stone 1980)

1. Phase: Die Entwicklung eines „guten Selbsterlebens“ geschieht unter dem Einfluß einer ausreichend guten mütterlichen Versorgung und begründet eine noch undifferenzierte Selbst-Objekt-Repräsentanz, wahrscheinlich in der symbiotischen Entwicklungsstufe.

2. Phase: Die Bildung einer undifferenzierten „bösen“ Selbst-Objekt-Repräsentanz findet in der späten symbiotischen Phase statt, wahrscheinlich aufgrund von Frustration und Abwesenheit der primären Objekte.

3. Phase: Die erste Differenzierung von Selbst und Objekt in undifferenzierte gute und böse Selbst-Objekt-Repräsentanzen zeigt sich zu Beginn der Trennungs- und Individuationsphase. Das Kind kann erstmals ein Getrenntsein von der Mutter wahrnehmen.

4. Phase: Selbst- und Objektrepräsentanzen werden in der Individuationsphase, insbesondere in der Wiederannäherungsphase, zwar schon unterschieden, auch werden gute und böse Aspekte von Selbst und Objekt differenziert, jedoch noch getrennt gehalten. Das Bild von einer ganzen Person mit positiven und negativen Aspekten ist noch nicht im Erleben. Jedoch haben sich die Ich-Grenzen schon allmählich konsolidiert.

5. Phase: Am Ende der Trennungs- und Individuationsphase und zu Beginn der sich entwickelnden Objektkonstanz findet eine Integration positiver und negativer Selbst- und Objektrepräsentanzen statt.

6. Phase: Die frühesten Strukturen des psychischen Apparates bilden sich allmählich zu immer komplexeren Strukturen aus. Sie können dann als Realselbst, als Idealselbst, als reale und ideale Objektrepräsentanzen und schließlich als Ich, Über-Ich und Es beschrieben werden. Die Verdrängung führt dazu, daß die Ich-Grenzen gegenüber dem Es verfestigt werden, das nun die verdrängten primitiven internalisierten Objektbeziehungen enthält. Damit wird auch eine Abgrenzung des Ich von der äußeren Realität möglich.

Bedeutsam für diesen hier kurz skizzierten Prozeß der Internalisierung ist, daß er in seiner frühesten Form dyadische Züge hat. Die Internalisierungen sind immer Internalisierungen von Interaktionen zwischen Selbst und Objekt. Die Grundbausteine der Introjekte sind also eine Einheit von Selbst- und Objektrepräsentanzen einschließlich der dazugehörigen Affektdispositionen. Bedeutsam an dieser entwicklungspsychologischen Konzeption der Entstehung von Strukturen ist, daß bei Lockerung der Strukturen in der therapeutischen Situation sowohl reifere als auch primitivere Anteile übertragen werden können.

Bei der klinischen Beschreibung der Borderlinestruktur unterscheidet Kernberg spezifische Zeichen, unspezifische Zeichen und primitive Abwehrformen. Sein Grundgedanke ist, daß bei der Borderlinestruktur kein stabiles Selbstkonzept, sondern aufgrund des Fortbestehens aufgespaltener, einerseits „nur guter" und andererseits „nur böser" Introjekte eine *„Identitätsdiffusion"* vorliegt. Klinisch bedeutet dies, daß der Patient mit einer solchen Struktur keine Beziehung zu sich selbst wie auch zu den Objekten aufrechterhalten kann, daß er häufig unfähig ist, zwischen sich und dem anderen zu unterscheiden, und daß er zu primitiven Affektdurchbrüchen neigt.

An unspezifischen Zeichen erwähnt Kernberg die niedrige Angsttoleranz, die geringe Impulskontrolle und die geringen sublimatorischen Fähigkeiten. Kernbergs Beschreibungen der *zentralen primitiven Abwehrformation,* der *Spaltung,* sind von hoher klinischer Relevanz und entscheidend für sein psychodynamisches Konzept. Die Spaltung hat ihren Ursprung in der Unfähigkeit des Kleinkinds, Selbst- und Objektrepräsentanzen zu integrieren, die sich unter dem Einfluß libidinöser und aggressiver Triebderivate gebildet haben. Die Spaltung wird im weiteren Verlauf der Entwicklung als Abwehrmechanismus etabliert. Sie soll das Ich vor diffusen Ängsten und die positiven Introjekte vor dem Eindringen aggressiver Affekte schützen. Auch die Beiträge von Masterson (1976), Volkan (1976) und Meissner (1982) stellen diesen theoretischen Standpunkt heraus: Die Persistenz von Spaltungen ist auf ein Entwicklungsdefizit in der Kapazität zurückzuführen, Introjekte von gegensätzlicher affektiver Besetzung zu synthetisieren. Spaltung ist also das aktive Getrennthalten positiver bzw. negativer Selbst- und/oder Objektrepräsentanzen. Die weiteren Abwehrmechanismen, z. B. primitive Idealisierung, Entwertung, Verleugnung, sind lediglich Folgen der Spaltung.

Weitere zentrale Abwehrformen sind die *Projektion* und die *projektive Identifikation.* Mit diesen Begriffen sowie mit dem Begriff „Externalisierung" beschäftigen sich die Psychoanalytiker z. Z. intensiv, wie der Kongreßbericht von Zwiebel (1985) über die Tagung „Projektion, Identifizierung und projektive Identifizierung" darlegt. Ich möchte mich hier und im folgenden den Überlegungen von Kernberg (1975), Sandler (1976) und Rosenfeld (1981, 1983) und Odgen (1979) anschließen:

Projektion ist die Hinausverlagerung unerträglicher Aspekte der eigenen inneren Erfahrung auf ein äußeres Objekt. Solche „unerwünschten Selbstaspekte" (Sandler 1976) werden an der anderen Person wahrgenommen. Besteht nun eine empathische Verbundenheit mit dem, was hinausverlagert wird, dann wird versucht, dieses am Objekt zu kontrollieren, d.h., zu diesem an der Person Wahrgenommenen, also dem externalisierten Selbstaspekt, bleibt bei der projektiven Identifikation eine Verbindung bestehen. Damit umfaßt die projektive Identifizierung auch die Externalisierung. In der Externalisierung wird nach Chessic (1972) im Gegensatz zur Projektion versucht, die Person so lange zu manipulieren, bis sie den eigenen Projektionsbedürfnissen entspricht. Werden z.B. negative Selbstaspekte auf ein Objekt projiziert und bleibt eine empathische Verbindung zu diesem Projizierten, dann wird der Therapeut als Angreifer erlebt und auf sadistisch-bemächtigende Weise zu kontrollieren versucht (Rosenfeld 1981). Dies ist der Mechanismus, der zur Realitätsverkennung und zur psychotischen Übertragung führt.

Als weiteres Strukturmerkmal sieht Kernberg bei Borderlinepatienten eine nicht gelungene Integration des *Über-Ich*. Meist ist das Über-Ich nicht an spätere realistisch-fordernde und verbietende Aspekte der Eltern gebunden, sondern an sadistische Über-Ich-Vorläufer aus der Frühzeit der Entwicklung.

Hinsichtlich der *Triebentwicklung* liegt beim Borderlinepatienten eine Kondensation von prägenitalen, insbesondere aggressiven Impulsen und von genitalen, insbesondere sexuellen Impulsen vor. Es sind Patienten, bei denen die Psychoanalytiker von einem „unreifen ödipalen Konflikt" sprechen. Aufgrund des Bestehens intensiver Aggressionen aus dem 1. Lebensjahr werden Mutter und Vater potentiell gefährlich. Da aber sowohl Mutter als auch Vater später Sexualobjekte in der ödipalen Phase werden, werden die sexuellen Wünsche mit gefährlichen aggressiven kontaminiert. Meist mißlingt der Versuch, von der oralen Wut wegzukommen. Die intensive prägenitale Wut dringt dann auch in die weitere Entwicklung, d.h. in die ödipale und postödipale Entwicklung, ein.

Die Kleinianische Theorie der Borderlinestruktur

Melanie Klein (1946) und Segal (1974) heben in ihrer entwicklungspsychologischen Konzeption das destruktive Potential des Kleinkindes und die Existenz von Objektbeziehungen vom Anfang des Lebens an hervor. Um das destruktive Potential zu beherrschen, werden primitive Abwehrformen, z.B. Spaltungen in gute und böse Selbst- und Objektbilder, und projektive Identifikationen eingesetzt. Damit ist ein weiteres Verständnis der Borderlinestruktur formuliert. Sie wird als eine Störung in der schizoid-paranoiden Position aufgefaßt.

Nach M. Kleins Theorie von der Entwicklung hat das Kleinkind von Geburt an rudimentäre Ich-Funktionen, Phantasiebildung und Wahrnehmungen. Es nimmt das Objekt (Mutter) teilweise wahr und entwickelt Teilobjektbeziehungen, z.B. stellt es eine solche zur Brust der Mutter her. In der frühkindlichen Phase ist es die „gute Brust", die seine Spannungen und Unlustzustände reduziert. Aufgrund von Frustrationen, Entbehrungen, Versagungen, aber auch aufgrund des angeborenen destruktiv-aggressiven Potentials (Todestrieb im Sinne Freuds) wird das schwache Ich des Kindes von Wut- und Vernichtungswünschen überschwemmt. Diese Wut projiziert es nach außen, was bewirkt, daß das Kind Angst vor den „bösen" Objekten hat. Es erlebt sich angegriffen und hat Angst vor Vernichtung und Zerstörung (paranoid). Das Gute wird introjiziert. Durch diese projektiv-introjektiven Mechanismen lernt das Kind nach und nach, zwischen innen und außen zu unterscheiden. Für diesen Vorgang ist der Mechanismus der projektiven Identifikation lebenserhaltend. Das Kind hält die guten und die bösen Anteile getrennt, um die guten vor den bösen zu schützen.

Der Mechanismus der projektiven Identifikation ist also in der Kleinianischen Theorie nicht nur ein Abwehrvorgang, sondern auch ein Kommunikationsvorgang in der frühen Mutter-Kind-Beziehung (vgl. Odgen 1979). Das Konzept von der projektiven Identifikation hat insbesonders Bion (1962, 1970) in der Nachfolge von Melanie Klein weiterentwickelt. Bion unterscheidet die normale projektive Identifikation, die eine Form unbewußter Kommunikation zwischen Mutter und Kind darstellt und für den Ich-Aufbau notwendig ist, von einer späteren pathologischen und exzessiven projektiven Identifikation, die Abwehrcharakter hat und die bis in das Erwachsenenleben hineinreicht. Ohne auf Bions Konzept vom Aufbau des Ich auf der Basis projektiv-introjektiver Mechanismen eingehen zu können, ist festzustellen, daß die neueren experimentellen Mutter-Kind-Untersuchungen (Papousek 1989) Bions theoretische Konzeption, gewonnen aus der psychoanalytischen Praxis, größtenteils bestätigen.

In der Nachfolge Melanie Kleins sind diese entwicklungstheoretischen Konzeptionen besonders von Rosenfeld und Meltzer für Borderlinepatienten untersucht worden. Anders als in der Konzeption Kernbergs u. a. verstehen sie die frühen Abwehrformationen als solche, die gegen psychotische Ängste gerichtet sind. Rosenfeld (1981) führt solche Ängste auf „langanhaltende Konfusions- oder Verwirrtheitszustände" in der frühesten Kindheit zurück, die offensichtlich psychotischen Charakter haben. Rosenfeld (1981) führt aus:

> Diese Patienten haben von vornherein keine normale Spaltung zwischen libidinösen und aggressiven Selbstanteilen und zwischen guten und bösen Objekten auszubilden vermocht. Gegen die daraus resultierende Konfusion treten nun als Abwehr pathologische, z. B. ganz bizarre Spaltungsvorgänge auf, um die konfusen Selbstanteile zu zersplittern oder sonstwie loszuwerden.

Rosenfeld führt wie Bion die Entstehung der Konfusionszustände und der primitiven Spaltungsabwehr auf traumatische Erfahrungen in der Mutter-Kind-Beziehung zurück. Die normale Bindung zwischen Mutter und Kind beruhe auf der projektiven Identifizierung des Kindes und der Fähigkeit der Mutter, die Projektionen zu introjizieren. Diese Funktion ist das sog. Containing der Mutter. Sie hilft dem Ich des Säuglings, seine Funktionen aufzunehmen und Neugier zu entwikkeln. Ist diese mütterliche Funktion nicht hinreichend gewährleistet, so können die Ich-Funktionen des Kindes sich nur unzureichend entwickeln. Schmerzliche Versagungen führen zu Wut- und Angstzuständen. Die Folge ist, daß das Kind seine normalen Bedürfnisse und normalen Liebesäußerungen als etwas Böses und Destruktives ansieht. Anstelle der mütterlichen Funktion ist ein „archaisches Über-Ich" getreten (Rosenfeld 1981). Rosenfeld verdeutlicht diesen Vorgang am Beispiel des hungernden Säuglings. Erhält der Säugling nicht genügend Milch, so entstehen überwältigende, ohnmächtige Wutzustände, die sich gegen die Hungergefühle wenden. In dem Hunger repräsentiert sich jedoch auf der oralen Stufe das libidinöse Selbst. Die Wutzustände und Haßgefühle wollen dieses libidinöse Selbst zerstören, fragmentieren, denn das Ich des Säuglings erlebt den Hunger als den Urheber dieses Haßgefühls. Die Attacken auf das Selbst haben eine Konfusität im Selbstkonzept zur Folge, die sich im Erwachsenenalter in Leergefühlen, Lustlosigkeit und übermäßiger Passivität, häufig verbunden mit dem Wunsch zu sterben, zu vergehen, zu verschwinden, äußert. Die Störungen im Selbstkonzept tangieren aber auch die Triebentwicklung, wie Meltzer (1973) an der Konfusion zwischen oralen, analen und genitalen Impulsen und erogenen Zonen beschreibt.

Die strukturellen Konsequenzen dieser Entwicklung finden ihren Niederschlag in dem destruktiven, primitiven Über-Ich des Borderlinepatienten. Das Über-Ich hat eine „neidische Qualität" und „attackiert alles, was beim Patienten an lebenszugewandten, kreativen und erfolgsgerichteten Strebungen in Erscheinung tritt" (Rosenfeld 1981). Dieser Typ des Über-Ich findet sich besonders bei destruktiv-narzißtischen Persönlichkeitsstrukturen.

Bei den Borderlinepatienten mischen sich häufig in dem Über-Ich übermächtige omnipotente, sadistische Anteile mit hochgradig erotisierten und verführerischen. Die Über-Ich-Forderungen sind deswegen verwirrend und unerfüllbar und stürzen den Patienten in Ungewißheit und Konfusion. Bei den Borderlinepatienten findet man deswegen Projektionen des primitiven sadistischen Über-Ich auf den Analytiker wie auch Projektionen der hochgradig erotisierten und verführerischen Anteile im Über-Ich. Die Projektionen charakterisieren auch die Übertragung dieser Patienten. In der Übertragung können psychotische Phänomene auftreten, wie Rosenfeld zeigt (1981), d.h., die Übertragung kann zum Verlust der Realitätskontrolle führen und in einer Übertragungspsychose münden. Daher ist die Arbeit an solchen psychotischen Prozessen der zentrale Punkt in dieser psychodynamischen Konzeption von Borderlinepatienten.

Theorie vom Fehlen des Übergangsbereichs

Die dritte Linie ist mit dem Namen Winnicott (1965, 1971) verbunden. Green (1977) bezeichnet Winnicott als den Analytiker der Borderlinepatienten. Winnicotts Betonung der fördernden Umwelt, der primären Mütterlichkeit, des Sorgens und Haltens lenkt die Aufmerksamkeit der Objektbeziehungspsychologen von den allmächtigen inneren Objekten auf die Rolle der äußeren Objekte. Winnicotts Interesse liegt in dem Wechselspiel von äußerer und innerer Welt. Worauf er unsere Aufmerksamkeit lenkt, ist die Welt des Zwischenbereichs und der sog. Übergangsphänomene.

Mit seiner grandiosen Idee von der „dritten Dimension im Leben des Menschen" (Winnicott 1971), dem Zwischenbereich des Erlebens, dem Bereich zwischen Innen- und Außenwelt, hat er über die allgemein anthropologische Bedeutung hinaus auch einen Beitrag zur Borderlinepathologie geliefert (Green 1977). Diese dritte Dimension nennt er den Bereich der Übergangsobjekte, der subjektiven Objekte, der illusionären Erfahrungen. In ihnen ist eine Unterscheidung zwischen subjektiv und objektiv nicht verlangt.

Der Begriff „Illusion“ ist von dem Begriff „unrealistisch“ zu unterscheiden. Illusionen sind Vorstufen der Bildung von Symbolen. Illusionen entstehen in Situationen, in denen zwischen Ich und Nicht-Ich, zwischen Innen und Außen, nicht unterschieden werden muß. Dieser illusionäre Raum ermöglicht das Erleben der Omnipotenz. Solche Erfahrungen sind die Grundlage für die Symbolbildung, die zunächst beim Säugling halluzinatorischen Charakter hat, aus der heraus schließlich die Objekte geschaffen werden. Der illusionäre Raum ist nur in Abwesenheit des anderen, des Objekts, zu entwickeln und zu entdecken.

Die Konzeption Winnicotts von Borderlinepatienten, aber auch die von Khan (1974), Singer (1979) und Green (1977) ist, daß solche Patienten diesen Zwischenraum nicht kennen, sondern nur die Alternative von subjektiv und objektiv. Diese Patienten haben sich in ihrer Kindheit vorzeitig an äußere Realitäten adaptieren müssen. Sie haben ein „falsches Selbst“ entwickelt, sind gefügig, angepaßt, überreif. Diese frühe Anpassung an die Umwelt bewirkt später eine Unfähigkeit, Bindungen einzugehen. Daher fallen die Patienten durch Bindungs- und Trennungsproblematik auf. Durch die vorzeitige Reifung kann der Übergangsraum der Illusion, die Fähigkeit zu spielen, sich nicht entwickeln.

Bei den Borderlinepatienten handelt es sich also nicht um unbewußte Konflikte und pathologische Abwehrstrukturen, sondern um einen Mangel an Erfahrungen mit den Übergangsobjekten. Die zentrale Störung liegt in dem subjektiven Selbsterleben mit dem Affekt der inneren Leere, des Hohlseins, des Nichtsseins (Singer 1979). Ihre innerseelische Welt ist leer von guten Objekten, die lieben und hassen. Sie fürchten stets, die realen, konkreten Objekte zu verlieren. Dieser Verlust ist nicht Trennungsangst, sondern Verlust der Omnipotenz und damit der Gefahr, nichts mehr zu sein.

Theorie von der Insuffizienz des haltenden Introjekts

Diese Theorie ist von Adler (1985) vorgelegt worden. Adler geht von der klinischen Erfahrung aus, daß Borderlinepatienten, insbesondere für Spannungen im zwischenmenschlichen Bereich, höchst vulnerabel sind. Dies führe zu regressiven Zuständen, zur Regression der Ich-Funktion, der Objektbeziehungsmodalitäten und zum Verlust der Selbstkohäsion. Im nichtregredierten Zustand zeigen die Patienten ein intaktes Ich, eine Anpassung an die Realität, Sinn für Realität und eine gute Realitätsprüfung, aber auch eine geringe Impulskontrolle, eine Unfähigkeit, mit aggressiven Gefühlen gegenüber Objekten umzugehen, und ein Bedürfnis nach narzißtischen Gratifikationen sowie eine Anfälligkeit für narzißtische Kränkungen (Meissner 1982). Jedoch erst im regredierten Zustand wird die oben beschriebene Borderlinepathologie manifest. Diese Vulnerabilität des Selbst des Borderlinepatienten, seine Ich-Schwäche, seine mangelnde Impulskontrolle und auch seine psychotischen Episoden erklärt Adler aus der relativen Abwesenheit eines positiven, haltenden Introjekts, das normalerweise dem Selbst seine Kohäsion verleiht.

Adler entwickelt seine Theorie in Abgrenzung von Kernberg, dessen Theorie er als Ambivalenztheorie bezeichnet. In Kernbergs Theorie ist die Welt des Borderlinepatienten nicht leer, sondern reich an negativen und positiven Introjekten, die jedoch getrennt gehalten werden. Adler glaubt, daß die innere Leere bei dem Borderlinepatienten primär sei und in der Regression bis zu psychotischen Vernichtungsängsten führen könne. Die Ambivalenztheorie Kernbergs geht so weit nicht, da die Abwehrmanöver wie Spaltung und Idealisierung eingesetzt werden, um positive Introjekte vor negativen Affekten zu schützen.

Adler verbindet Winnicotts Theorie der Bedeutsamkeit der frühen externen Objekte mit der Theorie der Bedeutsamkeit der Introjekte der Objektbeziehungstheorie M. Kleins (s. oben). Introjekte versteht er als Konstruktionen von kognitivem und erinnerungsmäßigem Charakter, die zunächst keine affektiven, libidinösen oder aggressiven Qualitäten haben. Nach Sandler (1960) könnte man sie auch „Schemata" nennen, intrapsychische Modelle von Objekten selbst. Sie stehen quasi autonom in Relation zum Selbst. Projektive Prozesse in der Verbindung von Objekt und Selbst ergäben sich zwar, werden aber von Adler für die frühe Zeit nicht angenommen, da das Ich noch nicht hinreichend ausgebildet ist, um projektive Mechanismen einzusetzen. Die frühesten Introjekte sind die haltenden, beruhigenden Introjekte, die sich aufgrund der Interaktion mit einer ausreichend guten Mutter bilden. In der frühesten Entwicklung werden 2 Erfahrungen gemacht, einmal die Erfahrung eines persönlichen Wertgefühls im Sinne einer narzißtischen Stabilisierung, zum anderen die Erfahrung mit einer ausreichend guten Bemutterung, die später auf den Umgang mit den Übergangsobjekten übertragen wird. Diese Erfahrungen sind abhängig von dem Funktionieren der externen Objekte. Die Inkorperation der Funktion der externen Objekte und spätere Identifikation mit dieser Funktion führten zunehmend zu einer größeren Unabhängigkeit und zu einem subjektiven Gefühl von Sicherheit. Die früheste Inkorperation ist die der Qualität der anderen Person, z. B. ihrer Wärme und ihrer Bemutterung. Diese inkorperierten Erfahrungen werden später erinnert und haben auf diese Weise einen strukturbildenden Einfluß.

Mit zunehmender Ich-Entwicklung ist es jedoch nicht nur eine kognitive Erinnerung, sondern auch eine Erinnerung der funktionalen Kapazität der Objekte, die verinnerlicht wurde. Diese Introjekte geben dem Selbst eine haltende Funktion, die in der Kindheit von den externen Objekten wahrgenommen wurde. Die „evokative Erinnerung" ist eine Voraussetzung für die Bildung solcher Introjektformationen.

Adler beschreibt also die fundamentale Psychopathologie der Borderlinepatienten als Mangel an inneren Quellen für haltende und beruhigende Funktionen im Selbst. Die haltenden Introjekte sind in der Vergangenheit wie in der Gegenwart instabil und verlieren in der Regression ihre Funktion. Er führt diese Insuffizienz auf eine nicht genügende Bemutterung zurück.

Schlußbemerkung

Die Auseinandersetzungen der Psychoanalytiker mit den schwergestörten Patienten haben, wie dargelegt, zu interessanten theoretischen Konzeptionen geführt, deren Bedeutung ich für die Weiterentwicklung der psychoanalytischen Theorie wie für die Konzeptualisierung der psychoanalytischen Behandlungen hoch einschätze. Da das therapeutische Handeln der Psychoanalytiker theoriegeleitet ist, werden die unterschiedlichen theoretischen Positionen zu unterschiedlichen therapeutischen Haltungen und Interventionen führen. So ist es nicht verwunderlich, daß zur Behandlung der Borderlinepatienten unterschiedliche psychoanalytische Techniken vorgeschlagen werden (dazu s. folgende Beiträge).

Literatur

Adler G (1985) Borderlinepsychopathology and its treatment. Aronson, London New York

Bion WR ([1]1962, 1977) Learning from experience. In: Seven servants. Aronson, New York

Bion WR ([1]1970, 1977) Attention and interpretation. In: Seven servants. Aronson, New York

Chessic RD (1972) Externalization and existential anguish in the borderline patient. Arch Gen Psychiatry 27:764–770

Green A (1977) The borderline concept. In: Hartocollis P (ed) Borderline personality disorders. Int Univ Press, New York, pp 15–44

Janssen PL (1989) Inszenierung der Borderlinestörung. Prax Psychother Psychosom 1990:1–12

Kernberg OF ([1]1975, [3]1979) Borderline-Störungen und pathologischer Narzißmus. Suhrkamp, Frankfurt am Main

Kernberg OF (1977) The structural diagnosis of borderline personality organization. In: Hartocollis P (ed) Borderline personality disorders. Int Univ Press, New York, pp 87–121

Kernberg OF (1981) Zur Behandlungstechnik bei Borderline-Persönlichkeitsstörungen. Psyche 35:497–526

Kernberg OF (1984) Severe personality disorders. Psychotherapeutic strategies. Yale Univ Press, Yale London

Kernberg OF (1988) Die Konzeptualisierung intrapsychischer Strukturen: Eine Übersicht. In: Innere Welt und äußere Realität. Verlag Internationale Psychoanalyse, München Wien, S 3–20

Khan MMR ([1]1974, 1977) Selbsterfahrung in der Therapie. Kindler, München

Klein M ([1]1946, 1962) Bemerkungen über einige schizoide Mechanismen. In: Das Seelenleben des Kleinkindes. Klett, Stuttgart, S 101–126

Mahler MS ([1]1971, 1975) Die Bedeutung des Lösungs- und Individuationsprozesses für die Beurteilung von Borderline-Phänomenen. Psyche 29:1078–1085

Mahler MS, Pine F, Bergmann A ([1]1975, 1978) Die psychische Geburt des Menschen. Fischer, Frankfurt am Main

Masterson JF ([1]1976, 1980) Psychotherapie bei Borderline-Patienten. Klett-Cotta, Stuttgart

Masterson JF (1981) The narcissistic and borderline disorder. An integrated developmental approach. Brunner/Mazel, New York

Meissner WW (1982) Notes on the potential differentiation of borderline conditions. Int J Psychoanal Psychother 9:3–49

Meltzer D (1973) Sexual States of mind. Perthshire (Clunie Pr.)

Odgen TH (1979) On projective identification. Int J Psychoanal 60:357–373. (dt. 1988: Die projektive Identifikation, Forum Psychoanal 4:1–21)

Papousek M (1989) Frühe Phasen der Eltern-Kind-Beziehungen. Ergebnisse der entwicklungspsychobiologischen Forschung. Prax Psychother Psychosom 34:109–122

Rosenfeld H (1981) Zur Psychopathologie und psychoanalytischen Behandlung einiger Borderline-Patienten. Psyche 35:338–352

Rosenfeld H (1983) Primitive object relations and mechanismus. Int J Psychoanal 64:261–267

Sandler J (1960) On the concept of the superego. Psychoanal Study Child 15:128–162

Sandler J (1976) Gegenübertragung und Bereitschaft zur Rollenübernahme. Psyche 30:297–305

Segal H (1974) Melanie Klein. Kindler, München

Singer M (1979) Some metapsychological and clinical distinctions between borderline and neurotic conditions with special considerations to the self experience. Int J Psychoanal 60:489–499

Stone MH (1980) The borderline syndromes. Constitution, personality and adaptation. McGraw-Hill, New York
Volkan VD ([1]1976, 1978) Psychoanalyse der frühen Objektbeziehungen. Klett-Cotta, Stuttgart
Winnicott DW ([1]1965, 1974) Reifungsprozesse und fördernde Umwelt. Kindler, München
Winnicott DW ([1]1971, 1973) Vom Spiel zur Kreativität. Klett-Cotta, Stuttgart
Zwiebel R (1985) Das Konzept der projektiven Identifizierung. Psyche 39:456–468

Dissoziale Persönlichkeitsstörungen in psychodynamischer Sicht

W. Schumacher

Die „dissoziale Persönlichkeitsstörung" oder das „dissoziale Syndrom" bezeichnet den „Zustand eines habituierten antinormativen Verhaltens", wobei Phasen von delinquentem Agieren mit Phasen stationärer Asylierung (in Justizvollzugsanstalten) abwechseln. Von einer gewissen Betrachtungsebene aus lassen sich durchaus Parallelen zum psychiatrischen Langzeit- oder Drehtürpatienten ziehen, bei dem ebenfalls Phasen der extramuralen Versorgung mit solchen der Unterbringung abwechseln. Hatte man früher gemeint, daß Strafe und Strafvollzug als Antwort der Gesellschaft auf dissoziales Agieren den Prozeß der Störung unterbrechen, so sieht man heute, daß Verurteilung und Strafverbüßung zum Krankheits- oder Störungsgeschehen mit dazugehören.

In der Berührung mit dissozialen Persönlichkeiten – bei deren Begutachtung oder auch Betreuung – wird meist unmittelbar spürbar, daß es sich hierbei um teilweise schwere Persönlichkeitsstörungen handelt. In einer ersten Annäherung ergibt sich überdies der Eindruck einer erstaunlichen Gleichförmigkeit der frühen Vorgeschichte: Fast alle kommen aus Broken-home-Verhältnissen, d.h. frühe Ehescheidungen der Eltern, Alkohol, Prägung der Umwelt durch Gewalt und Angst, emotionale Depravation, Unfähigkeit der Umgebung, auf die Bedürfnisse des Säuglings und Kleinkindes einzugehen, mangelnde Möglichkeiten der Auffindung früher Identifikationsobjekte usw.

Auch im Beziehungsbild finden sich erstaunliche Ähnlichkeiten: Fast immer eine hohe Kränkbarkeit, eine latente Aggressivität hinter einer mehr oder weniger oberflächlichen Anpassung, geringe Frustrationstoleranz, ausgesprochen narzißtische Objektumgangsweisen. Ähnlich wie bei autistischen Syndromen besteht eine relative Unfähigkeit zur Empathie, zum Sichhineinversetzen in die Belange und Erfordernisse des anderen; dies alles bei formal oft guten intellektuellen Möglichkeiten.

Exemplarisch seien diese Verhältnisse am Beispiel eines Mannes aufgezeigt, der, als ich ihn 1981 kennenlernte, als damals 30jähriger bereits 15 Jahre in Heimen, Erziehungseinrichtungen und später in Vollzugsanstalten zugebracht hatte. Durch meine Vermittlung wurde er dem damals mit Mitteln der DFG in Frankfurt/Main neu eingerichteten „Institut für Soziotherapie und Kriminalsoziologie", einer stationären Versuchseinrichtung zur psychoanalytischen Behandlung von Menschen mit ausgeprägten dissozialen Persönlichkeitsstörungen, zugeführt. Unter Aussetzung einer längeren Haftstrafe, die er damals gerade verbüßte, wurde Detlef D. – so hieß der Proband – hier untergebracht und behandelt. Der Fall und v.a. der weitere Verlauf waren spektakulär. Unter dem Blickpunkt der Möglichkeiten und Grenzen der psychoanalytischen Rehabilitation führte er zu vielerlei Überlegungen. Lassen Sie mich zunächst berichten:

Detlef D. wurde 1950 unehelich geboren. Sein Vater war amerikanischer Soldat. Detlef hat ihn nie kennengelernt. Wegen ihres Lebenswandels wurde die Mutter von ihrer Familie verstoßen. Sie lebte mit dem Säugling in einem Hinterhaus. Im Vorderhaus wohnte die bürgerliche Verwandschaft, bestehend aus Großmutter und einer Tante, einer unverheirateten Schwester der Mutter. Diese sei, ebenso wie die Großmutter, das genaue Gegenteil der Mutter gewesen, sittenstreng, arbeitsam, Lehrerin von Beruf. Die Mutter führte – wie Detlef sagte – ein alternatives Leben. Männer gingen aus und ein. Großmutter und Tante hätten Amihure zu ihr gesagt. Als wegen des Lebenswandels der Mutter – Alkohol und Drogen waren hinzugekommen – sich das Jugendamt einschaltete, entschloß sich die Tante, Detlef zu adoptieren. Dies, um ihn zu retten. Da Mutter und Tante unverheiratet waren, blieb der Name gleich. Detlef hatte ab dann 2 Mütter, die leibliche, die Triebmutter, und die Tante, eine sadistisch-spartanische Über-Ich-Mutter. Letztere tat alles, um zu verhindern, daß Detlef den Weg der Mutter nahm. Jede Regung in Richtung Auflehnung wurde brutal unterdrückt. Überall witterten Adoptivmutter und Großmutter die Spuren der verworfenen Triebmutter und das schlechte Erbgut „des Amis". Schläge, Bestrafungen, das Erzeugen von Schuldgefühlen waren die Mittel der Erziehung. Obwohl es ihm verboten war, besuchte Detlef heimlich seine leibliche Mutter im Hinterhaus. Sie verwöhnte ihn. Hier fühlte er sich wohl. Schläge gab es, wenn die Tante – seine Adoptivmutter – dahinterkam. Detlef wußte eigentlich nicht, wohin er gehörte. Was er machte, tat er mit Schuldgefühlen und mit Angst vor Strafe. Detlef führt aus:
„Soweit ich mich zurückerinnern kann, begannen die ersten Schwierigkeiten im Alter von 8 Jahren. Es war dies die Zeit, in der meine Mutter aus dem Haus ging, weil sie damals heiratete. Die Schwierigkeiten bestanden darin, daß ich häufig nicht zur Schule ging. Ich habe mich älteren Jungen angeschlossen, die die Schule schwänzten. Etwa mit 12 Jahren begann ich – zusammen mit anderen Jungen –, kleinere Diebstähle auszuführen, z. B. Fahrräder zu stehlen. In erster Linie kam es mir darauf an, mit den anderen zusammenzusein. Die damalige Entwicklung führte zu großen Problemen mit meiner Adoptivmutter. Sie merkte, daß sie nicht mit mir fertig wurde, denn mehr als schlagen – was sie reichlich tat – konnte sie nicht. Als ich 15 Jahre alt war, wurde ich zum ersten Mal in einem Erziehungsheim untergebracht. Ich befand mich 3 Jahre im Heim. Ab meinem 18. Lebensjahr war ich dann mit kurzen Unterbrechungen fast immer in Haft. Das Delikt war immer dasselbe; es handelte sich um Einbruchdiebstähle. Wenn ich zurückrechne, so möchte ich sagen, daß ich seit meinem 18. Lebensjahr – also von den letzten 15 Jahren – etwa 12 Jahre in Gefängnissen zugebracht habe."

Die Einbruchdiebstähle – sie waren *das* hervortretende dissoziale Symptom – zeichneten sich durch 2 Merkwürdigkeiten aus: 1) Sie geschahen bevorzugt in der Umgebung des Wohnortes, in dem Tante und Großmutter wohnten, einmal sogar brach er bei diesen selbst ein. 2) Die Einbruchsdelikte selbst zeigten eine hohe, offensichtlich unbewußte Aufdeckungstendenz. So ließ er einmal am Ort des Einbruchs seine Tasche zurück, in der sich sein Impfpaß befand.

All diese Umstände, verbunden mit der Tatsache, daß Detlef D. über eine gute Intelligenz sowie über gute introspektive Fähigkeiten verfügte, führten dazu, daß er einen der 10 Plätze erhielt, die das DFG-Programm „Psychoanalytische Soziotherapie" in Frankfurt vorsah. Viele juristische Hürden – Strafaussetzung etc. – wurden überwunden, um Detlef D. diesem Projekt zuzuführen:

Das Ergebnis einer über einjährigen psychoanalytisch geführten Behandlung war, daß Detlef D. zum Totschläger wurde. Am 3. 8. 1982 schlug und trat er einen bis dahin ihm völlig unbekannten Betrunkenen – und zwar ohne daß dieser hierzu irgendeinen Anlaß gegeben hätte – derart zusammen, daß dieser an Ort und Stelle starb.

Detlef D. war bis dahin immer nur als Einbrecher in Erscheinung getreten. Nie war er gewalttätig geworden. Jetzt zum erstenmal – und dies unter intensiver psychoanalytischer Behandlung – kam es dazu, daß er einen volltrunken am Boden liegenden, hilflosen Mann zu Tode trat. Nicht zuletzt dieses Ergebnis führte dazu, daß die DFG ihre Weiterförderung versagte und das Projekt nach 6jähriger Laufzeit eingestellt wurde. Was war geschehen?

Um es auf eine Kurzformel zu bringen: Mit Ausnahme eines Verbots von Alkoholtrinken sollte das Beziehungsfeld – täglich fanden Gruppensitzungen statt – möglichst unstrukturiert bleiben. Es sollten keine Hierarchien, keine Strukturen, sozusagen überhaupt keine formalen oder inhaltlichen Voraussetzungen vorgegeben werden. Das therapeutische Team duzte sich mit den Probanden. Die dahinterstehende Theorie war die, daß sich in einem solchermaßen *unstrukturierten* Feld die neurotischen Anteile des einzelnen am ehesten ausformulieren, sich in die Gruppe hinein entbinden könnten. Die Therapeuten hielten sich – qua Methode – fast vollkommen zurück. Sie warteten auf das, was sich ereignen würde, um dann für die Bearbeitung des Dahintergelegenen bereitzustehen.

Als Ergebnis zeigte sich, daß die innergruppalen Beziehungen außerordentlich aggressiviert wurden. Massive, ungerichtete Aggressionen entstanden. Es kam zu teilweise schweren körperlichen Zusammenstößen innerhalb der Gruppe, Vorgänge, denen das Team, dem z. T. auch weibliche Therapeuten angehörten, größtenteils hilflos gegenüberstand.

In einer derart aggressiv aufgeladenen Gruppensituation kam es dazu, daß Detlef D. entwich und in der Frankfurter Innenstadt einen volltrunkenen, am Wege liegenden Menschen brutal zu Tode trat.

Unter psychoanalytischen Gesichtspunkten von Interesse ist die Frage, wie konnte es dazu kommen, daß ein – bis dahin nur als Dieb und Einbrecher in Erscheinung getretener – Dissozialer plötzlich als Gewalttäter, ja als Totschläger in Erscheinung trat.

Unsere Auffassung, die später auch das Gericht bei seiner Bewertung zugrunde legte, war – zusammengefaßt – folgende: Nach außen gewendete, manifeste Aggressionshandlungen gehörten nicht zu den Formen seines Verhaltens, obwohl über viele Jahre seiner Entwicklung Schläge und Geschlagenwerden tägliche Formen des Umgangs darstellten. Seine ebenfalls massiven Gegenaggressionen verarbeitete er in zweifelhafter Richtung: Zum einen wurde er Wegläufer, zum anderen entwickelte er das Symptom Einbruch – oft serienweise – mit anschließender Gefängnisstrafe. Die Delinquenz war aufgebaut in Art eines neurotischen Symptoms, das der Abbindung der Aggression bzw. ihrer verschobenen Zulassung diente. Die anschließend an die Justiz delegierte Sanktion gehörte mit zu diesem – wie man sagen könnte – sozialneurotischen Symptomagieren.

Was war im Frankfurter Institut für Soziotherapie geschehen? Die dort herrschenden Bedingungen hatten zu einer „Entsymptomatisierung" geführt. Die Situation der geschlossenen Gruppe (Zahlenverhältnis Team–Patienten 1:1,5), der in der Theorie liegende Verzicht auf jegliche Strukturierung, die Unmöglichkeit wegzulaufen, wie früher aus dem Felde zu gehen, stellten entscheidende Änderungen des innerpsychischen Bedingungsgefüges dar. Durch Wegnahme aller äußeren Strukturvorgaben kam es zur Entbindung ungebremster, symptombefreiter Aggression. Detlef D. erlebte in der Aggression der Gruppe die Rekonstellation seiner frühen Beziehungsgruppe und deren Reaktionen ihm gegenüber. Das ein Leben lang von ihm betätigte Ausweichen ins Symptom, sprich: Einbruch, war nicht möglich. Gewissermaßen schutzlos und ungeübt war er seinen archaisch-gewaltsamen Aggressionen ausgesetzt. In einer gruppendynamisch-kulminativen Zuspitzung kam es zur gewaltsamen Entladung am Ersatzobjekt, dem am Straßenrand liegenden Betrunkenen. Ein Frankfurter Boulevardblatt schrieb: „Vom Einbruchdieb zum Totschläger durch Psychotherapie". Bemerkenswert war, daß Detlef D. kurz vor dem Zusammenstoß mit dem Tatopfer versucht hatte, in einen Lastkraftwagen einzubrechen, um mit diesem – so seine Phantasie – das Institut zu rammen, psychodynamisch der wohl verzweifelte Versuch, das „alte" Symptom („Einbruch") zu betätigen, um dem Aggressionsdurchbruch zu entgehen.

Am Fall des Detlef D. und in Verfolg der hier wirksam gewesenen inneren Kräfte – sie waren im einzelnen noch sehr viel facettenreicher – lassen sich wesentliche Bedingungen des sog. „dissozialen Syndroms" erkennen. Es sind dies – stichwortartig – die Problembereiche: Aggression, Strukturdiffusion, Symptombildung mit nach außen gewendeter, externaler Pönitation. Es ist bemerkenswert, daß alle von der Psychoanalyse her entwickelten Modellvorstellungen über Aufbau und Entstehung des dissozialen Syndroms von Störungen in diesen Grundbereichen ausgehen.

In der Tat sind mannigfache Versuche unternommen worden, von einer Betrachtung der unbewußten Prozesse und ihrer Störungsformen her ein Verständnis für diese – gesellschaftlich gesehen ja nicht unwichtigen – Fehlbildungen bzw. Fehlentwicklungen zu gewinnen; natürlich immer mit dem Ziel, Konzepte der Behandlung zu entwerfen und zu erproben. Der Frankfurter Versuch, von dem hier die Rede ist, steht in einer langen Reihe derartiger Bemühungen. Viele dieser Versuche (Stichwort: Behandlung von Verwahrlosten) arbeiteten ohne ein dahinterstehendes explizites Theoriekonzept. Bei anderen läßt sich eine dahintergelegene Theorie erkennen. Natürlich liegt auch eine Vielzahl nichtanalytischer, z.B. verhaltenstherapeutischer und lerntheoretischer Ansätze vor. Gerade Verwahrlosungssyndrome müßten ja – so die Vermutung – in besonderer Weise verhaltensmodifikativen und sozialen Umlernprogrammen zugänglich sein.

Was die Konzepte und Modellvorstellungen anbetrifft, die von der Psychoanalyse her entwickelt wurden, so läßt sich sagen, daß es hier kaum eine Richtung gegeben hat – zumeist handelt es sich ja nur um Akzentsetzungen oder Aspekthervorhebungen –, die nicht versucht hätte, aus ihrer Sicht den Phänomenbereich der dissozialen Persönlichkeitsstörung zu untersuchen bzw. einem Verständnis nahezubringen. Der erste und älteste Versuch ist wohl der von Aichhorn (1925). Er unterscheidet 2 Grundtypen von Verwahrlosung – eine Unterscheidung, der man seitdem häufig begegnet; 1) eine Form, bei der die Verwahrlosung aufgebaut ist und funktioniert in Art einer neurotischen Symptombildung, 2) eine Form, bei der die Verwahrlosung – d.h. auch die Delinquenz – Ausdruck einer zugrundeliegenden Defizienz, einer Defektbildung infolge eingreifender Störungen der seelischen Frühentwicklung, ist. Aichhorn untermauert seine Annahmen durch eindrucksvolle Fallbeispiele.

Er gilt als Pionier der Verwahrlosten- bzw. Dissozialitätsforschung. Seine Erfahrungen gründen sich auf jahrelangen therapeutischen Umgang mit verwahrlosten Kindern und Jugendlichen, die in einem Heim, von der Stadt Wien bezahlt, untergebracht waren. Aichhorn zeichnete die unbewußten Konflikte nach, beispielsweise die verdrängten ödipalen Haß- und Vernichtungsregungen, die – ins Symptom „Verwahrlosung" verschoben – ihre Erledigung suchten. Etwa zur gleichen Zeit veröffentlichte Reik sein Buch *Geständniszwang und Strafbedürfnis* (1925). Hier finden wir erstmals den Hinweis, wonach Rückfälligkeit und immer wiederkehrende Gefängnisstrafen Auswirkung eines unbewußten Strafbedürfnisses seien. Aufgrund eines sadistisch-archaischen Über-Ich – auch Aichhorn hatte hierauf hingewiesen – werde die fortwährende Bestrafung an Außeninstanzen, sprich Justiz, delegiert. Die Tatbegehungen selber mit ihren oft wenig verhüllten Selbstaufdeckungen seien Symptomhandlungen, die unbewußt der Herbeiführung von Strafe dienten.

Einen weiteren Beitrag zur psychoanalytischen Delinquenzforschung lieferte Glover (1970). Er hatte die wissenschaftliche Leitung der 1931 in London gegründeten „Portman Clinic", einer psychiatrisch-psychotherapeutischen Einrichtung, die sich ausschließlich mit der Erforschung und Behandlung Delinquenter befaßte. Auch Glover unterscheidet – als Ergebnis einer langen Beschäftigung mit Delinquenzproblemen – zwischen neurotischen Begründungen und, wie er es nennt, psychopathischen Delinquenzformen. Letztere beruhten auf bestimmten Ich-Entwicklungsstörungen infolge ungünstiger oder traumatischer Umgebungsbedingungen. Im Kern bestehe eine Über-Ich-Problematik in dem Sinne, daß es zum Aufbau sadistischer Über-Ich-Introjekte komme, die die normale Reifung des Ich verhinderten und zu primitiven Mechanismen einmal der Vertrieblichung des Ich und zum anderen der Entwicklung unreifer, bevorzugt projektiver Abwehrvorgänge führten. Es entstehe eine „sadistische Überladung" des psychischen Apparats, die – nach außen gewendet – die Grundlage des delinquenten Agierens darstelle. Glover bedient sich weitgehend der damals in den Anfängen stehenden Ich-Psychologie.

Weitere wichtige Beiträge zur Erforschung des Phänomens „Dissozialität" lieferte Winnicott (1965), der dissoziale Störungen bei Kindern und Jugendlichen untersucht hat. Die Charakterstörung des „falschen Selbst" stellt er hinein in die Diskussion um die Entstehung der „antisozialen Psychopathie". Das „antisoziale Kind" ist Gegenstand seiner Untersuchung. Winnicott zeigt auf, daß und welche deprivativen Bedingungen für die Entstehung des „antisozialen Kindes" maßgebend waren. Er versucht, von hier aus Behandlungswege zu eröffnen.

Zu erwähnen sind auch die eindrucksvollen theoretischen und v. a. praktischen Beiträge, die die holländische Psychoanalyse zum Problem der Dissozialität und ihrer Behandlung geliefert hat. Allen bisher bekanntgewordenen Bemühungen voran steht wohl die „Van-Mesdag-Klinik" in Groningen. Sie arbeitet ausschließlich mit – größtenteils schwerstgestörten – Dissozialen. Die Behandlung erfolgt im Setting einer geschlossenen Anstalt, vergleichbar den „festen Häusern" im forensisch-psychiatrischen Bereich. Von Reicher (1973, 1976), einem der dort leitenden Analytiker, benutzt und ausgefaltet wurde der ursprünglich von Hart de Ruyter (1967) geprägte Begriff der „Entwicklungspsychopathie". Dissoziales Verhalten wird als antisoziales Agieren verstanden, das dem Versuch unbewußter Konfliktlösungen dient.

Was die eigenen Ergebnisse anbetrifft, so resultieren diese aus einer Vielzahl psychoanalytischer Untersuchungen, die an dissozialen Persönlichkeiten zumeist – wie auch bei Detlef D. – im Zusammenhang mit gerichtlichen Begutachtungsfragen durchgeführt wurden. Folgende Gesichtspunkte haben sich hierbei – in einigen Thesen zusammengefaßt – ergeben:

Das „dissoziale Syndrom" ist, wie nicht anders zu erwarten, komplex und in sich uneinheitlich zusammengesetzt. Einige basale Störungsbereiche lassen sich durchgängig finden:

So handelt es sich fast immer um frühe Störungen. Sie betreffen die Phase der primären Strukturbildung. Infolge eines fast immer vorfindbaren Fehlens verläßlicher Identifikationsobjekte mißlingt die Bildung eines funktionsfähigen Über-Ich. Von hier aus kann es nicht zur Ausdifferenzierung tragender Binnenstrukturen des Ich-Selbst-Systems kommen. Insbesondere die Aufrichtung einer Innenabwehr, die in diesem Zusammenhang wichtige Fähigkeit der „Befriedigung in der Phantasie", ist gemindert oder beschädigt. Es ist in diesem Zusammenhang wichtig, darauf hinzuweisen, daß wir alle – in unseren Phantasien – Dissoziale sind. Wir alle begehen hinter unserer Stirn vielfach und häufig kriminelle Handlungen. Wenn Phantasien geahndet würden – im katholischen Confiteor ist vom „Sündigen in Gedanken" die Rede –, wären wir alle vielfach schuldig.

Es führt tief in die hier diskutierte Problematik hinein, zu fragen, was uns eigentlich von Dissozialen, Kriminellen und Rückfalltätern unterscheidet: Das ist v. a. eine funktionierende Binnenstruktur. Sie erlaubt uns, im Inneren Reservate aufzurichten, „Naturschutzparks", wie Freud (1917) es genannt hat, in denen wir uns frei bewegen und alles *das* tun können, was Dissoziale in der Realität auszuführen gedrängt und wofür sie dann fortlaufend bestraft werden. Daß es tatsächlich schwer ist, diese inneren Reservate aufrechtzuerhalten, d. h. im Raum der Phantasie zu halten, belegt sich aus der Beliebtheit von Kriminalfilmen, von Kommissar- und Tatort-Serien, in denen Mord, Totschlag und Brutalität allabendlich über die Fernsehschirme flimmern. Wir dürfen annehmen, daß – psychoenergetisch – hierdurch Entlastungen stattfinden. Im identifikativen Erledigen von dissozialen Impulsen und anschließender Bestrafung – der gleiche ewige Kreislauf wie bei unserem Probanden – wird ein Stück des Innen nach außen in eine fiktive Außenwelt verlegt und projektiv zur Befriedigung gebracht.

Der Dissoziale ist dieser Art der Erledigung nicht fähig. Er kann es nicht, weil seine inneren Grenzen, die Eingrenzungen, die ein ideatives Erledigen der Triebimpulse ermöglichen, beschädigt sind. Vergleichbar dem Begriff der Alexithymie beim psychosomatischen Syndrom, könnte man von einer Anideatie beim dissozialen Syndrom sprechen.

Es kommen noch weitere Momente hinzu. Sie stehen ebenfalls in Zusammenhang mit der frühen Strukturdiffusion oder -brüchigkeit. Gemeint ist die starke Vertrieblichung von Ich-Funktionen, eine daraus resultierende Minderung an Fähigkeit, Triebaufschub zu leisten, das Durchschlagen von Sofortbefriedigung in die äußere Handlungsrealität (statt – wie eben gesagt – der Erledigung durch Phantasie und Kinogehen). Auch die Frustrationstoleranz ist herabgesetzt. Die aus Versagungen und Kränkungen resultierenden aggressiven Regungen führen sich unneutralisiert ab in äußere Handlungsvollzüge. Abwehrleistungen wie Reaktionsbildungen, Sublimierungen, sind kaum möglich. Primitive, aggressivierte Über-Ich-Kerne führen zu Selbstbestrafungen und Selbstbeschädigungen, Impulse, deren Ausführungen dann oft an die dafür geschaffenen staatlichen

Sanktionsmaschinerien delegiert werden. Der Kreislauf von Tat, Schuld und Strafe schließt sich.

Das hier Geschilderte stellt vielleicht ein Extrembild dissozialer Fehlbildung dar. Die Praxis belegt allerdings durchaus solche schweren, sozial kaum lebensfähigen Fälle. Durchaus vergleichbar den geistigen Behinderungen, handelt es sich hier um schwere soziale Behinderungen mit oft ebenfalls der Notwendigkeit einer Dauerunterbringung (hier dann genannt Sicherungsverwahrung).

Häufig allerdings sind mehr oder weniger effiziente Abwehrleistungen noch möglich. Sie bestehen oft in der Ausarbeitung eines Symptoms, d. h. die aggressiven Impulse schlagen nicht ungebremst nach außen durch. Im Symptom verschoben, erfahren sie eine Entstellung. Sie führen sich – gewissermaßen im Symptom eingebunden – ab. Detlef D. ist ein gutes Beispiel hierfür. Die bei ihm vorfindbaren Verhältnisse sind bei vielen dissozialen Persönlichkeiten vorzufinden. Wenn die inneren Spannungen zu groß wurden, ging Detlef D. los und führte – oft serienweise – Einbrüche aus. Die Bestrafung – jahrelange Gefängnisaufenthalte – waren unbewußt miteinprogrammiert. Als man ihm – therapeutisch wohlmeinend – das Symptom, man könnte sagen: den Schutz des Symptoms, nahm, primitivierte sich die Aggression. Der Einbrecher wurde zum Totschläger.

Viele Dissoziale haben in dieser Weise ein Symptom ausgearbeitet, was durchaus eine Abwehrleistung darstellt. Es sind dies *die* Fälle, die Aichhorn als „neurotische Delinquenz" bezeichnet und einer Art „Defektdelinquenz" gegenüberstellt. Vor dem Hintergrund der eigenen Untersuchungen erscheint eine solche Unterscheidung, sollte sie qualitativ gemeint sein, fragwürdig. Bezeichnet werden hierdurch vielmehr nur Pole auf einer Skala struktur- und insbesondere Über-Ich-defizienter Zustände. Im Falle der scheinbar unneurotischen Delinquenz, der asozialen oder dissozialen Psychopathie, neuerdings auch als Entwicklungspsychopathie bezeichnet, handelt es sich um relativ abwehrarme Zustände. Die neurotisch geformte Dissozialität hingegen zeigt Abwehrleistungen, oft im Sinne der Einbindung der Aggression in eine delinquente neurotische Symptombildung.

Die hier sich anschließenden Fragen nach den Konsequenzen für eine psychoanalytische Therapie – Fragen, zu denen besonders ein so spektakuläres „Experiment", wie das des Detlef D. Anlaß geben mag – können hier nicht weiter verfolgt werden. Hingewiesen sei noch auf andere, vergleichsweise reifere Bildungen, die ebenfalls dem komplexen Bereich des „dissozialen Syndroms" zuzurechnen sind, z. B. die echte „Pseudologia phantastica", die im Rahmen der Betrugsdelinquenz eine Rolle spielt und unter psychoanalytischen Gesichtspunkten hochinteressant ist (das sog. „Felix-Krull-Syndrom"), oder aber auch seltene Formen von Querulanz oder Querulantenwahn, Bildungen, die zwar nicht im engeren Sinne als dissozial zu bezeichnen sind, jedoch ebenfalls zu erheblichen Störungen im sozialen Umfeld führen können.

Literatur

Aichhorn A ([7]1971, [1]1925) Verwahrloste Jugend. Huber, Bern Stuttgart Wien

Böllinger L (1979) Psychoanalyse und die Behandlung von Delinquenten. In: Müller-Dietz H (Hrsg) Beiträge zur Strafvollzugswissenschaft, Bd 21. Enke, Stuttgart

Freud S (1917) Vorlesungen zur Einführung in die Psychoanalyse (Gesammelte Werke, Bd 11, Imago, London, 1940)

Glover E ([2]1970) The roots of crime. Int Univ Press, New York/NY

Hart de Ruyter T (1967) Zur Psychotherapie der Dissozialität im Jugendalter. Huber, Bern, S 79–107 (Jahrbuch für Jugendpsychiatrie, Bd 6)

Reicher JW (1973) Die Behandlung in einer Sonderanstalt für psychisch gestörte Delinquenten. Prax Kinderpsychol Kinderpsychiatr 22:120–125

Reicher JW (1976) Die Entwicklungspsychopathie und die analytische Psychotherapie von Delinquenten. Psyche 30:604–612

Reik T (1974, [1]1925) Geständniszwang und Strafbedürfnis. Probleme der Psychoanalyse und der Kriminologie. In: Moser T (Hrsg) Psychoanalyse und Justiz. Suhrkamp, Frankfurt am Main, S 31–223

Winnicott DW (1974, [1]1965) Reifungsprozesse und fördernde Umwelt. Kindler, München

Die Baby-mit-Mutter-Logik und der erwachsene Patient Zum Umgang mit Frühstörungsmanifestationen in psychoanalytischen Behandlungen*

P. Fürstenau

Eine analytische Psychotherapie in der Sackgasse

Ausgangspunkt meiner Ausführungen soll der Bericht einer Kollegin über die analytische Psychotherapie einer jungen Frau sein. Dieser Bericht scheint mir repräsentativ für die Schwierigkeiten zu sein, die die Behandlung von Patienten mit Frühstörungsmanifestationen Therapeuten bereitet.

Die Kollegin berichtet: Seit einem halben Jahr behandle sie eine junge Frau, die im Anschluß an eine mehrmonatige stationäre Psychotherapie zu ihr gekommen sei. In der Klinik, so sei sie informiert worden, habe es viele Auseinandersetzungen mit der Patientin gegeben, insbesondere auch über Medikation. Die Patientin habe der ihr verordneten Medikation mißtraut und nur Zutrauen zu Medikamenten gehabt, die sie sich selbst ausgesucht habe. Sie stelle diese Behandlung vor, weil sie fühle, daß sie mit der Patientin vieles ansprechen müßte, was ihr aber nicht gelinge. Die Situation mit der Patientin bekomme zunehmend etwas Falsches. Sie versuche, ausgleichend, beruhigend mit der Patientin umzugehen, merke aber, daß das nicht recht nütze. Wahrscheinlich habe sie Angst davor, mit der Patientin in massive Auseinandersetzungen – wie in der Klinik die Kollegen – zu kommen. Sie meine, die Patientin könne Nähe nicht ertragen. Deshalb versuche sie, die Patientin an der langen Leine laufen zu lassen. Das sehe z. B. so aus, daß die Patientin manchmal nicht in die verabredeten Sitzungen der einmal wöchentlichen Therapie kommen wolle und sie dann einwillige, die Patientin erst in der nächsten Woche wiederzusehen. Einmal habe die Patientin sie auch versetzt und nachher erzählt, sie habe eine falsche Telefonnummer gehabt und deshalb die Therapeutin nicht erreichen können.

Inhaltlich gehe es in der Behandlung seitens der Patientin meistens um Konflikte in der Familie, wohin sich die Patientin nach einer gescheiterten kurzen Ehe wieder geflüchtet habe. Die Patientin sei voller Vorwürfe gegen ihre Eltern.

An Beschwerden habe die Patientin mannigfaltige Angstzustände und Verstimmungen. Sie habe gegenüber der Ärztin eine schroffe Art, wirke unruhig-getrieben, habe eine schrille Stimme und spreche abgehackt. Sie, die Ärztin, erlebe die Patientin als verdeckt-aggressiv.

Die Kollegin wendet sich dann sehr schnell der Anamnese zu und berichtet, daß die Patientin aus einer Akademikerfamilie stamme. Während der Schwanger-

* Eine frühere Fassung dieses Beitrags wurde im Oktober 1987 auf den 16. Norddeutschen Psychotherapietagen in Lübeck vorgetragen.

schaft mit ihr habe die Mutter noch studiert. Nach der Geburt der Patientin habe die Mutter die Ausbildung fortgesetzt und später die berufliche Tätigkeit aufgenommen. Sie habe nach Mitteilung der Patientin in den Kleinkindjahren nie Zeit für die Tochter gehabt. Als die Patientin 3 Jahre alt war, sei ein Bruder geboren worden, der von den Eltern stets vorgezogen worden sei. Während der Kindergartenzeit sei die Patientin aus Ängsten vor der Kindergartenleiterin statt in den Kindergarten zu gehen eine Zeitlang jeden Tag mit einem gleichaltrigen Jungen losgezogen. Das sei erst nach einem halben Jahr herausgekommen, als sich die Patientin unterwegs auf der Straße ein Bein gebrochen habe. Von der späten Kindheit an habe die Patientin die dann gezeigte Sorge und Anteilnahme ihrer Mutter um sie nicht mehr angenommen, sondern die Mutter schroff zurückgewiesen. Den Vater schildere die Patientin als jemand, der immer recht gehabt habe und stets für die Abhärtung der Kinder eingetreten sei. Mit ihm habe die Patientin daher auch nichts im Sinn. Mit 18 Jahren habe die Patientin die erste Gelegenheit benutzt, einen jungen Mann zu heiraten und mit ihm vom Ort des Elternhauses wegzuziehen.

Nach starken Auseinandersetzungen und einer Fehlgeburt habe sich die Patientin von ihrem Mann getrennt und sei ängstlich-depressiv-gereizt ins Elternhaus zurückgekehrt.

Beim Zuhören im Seminar wird mir deutlich, daß die Kollegin die aktuelle Lage der Patientin nicht versteht. Sie ist offensichtlich sehr beeindruckt von der Vernachlässigung der Patientin als Kind durch ihre Eltern und bemüht sich diesbezüglich sehr um Einfühlung und Hilfeleistung. Da sie die gegenwärtige Situation der Patientin einschließlich ihres Behandlungsverhaltens jedoch nicht reflektiert, kommt sie zunehmend in eine ratlose Abhängigkeit von der Pathologie der Patientin. Die Patientin schüchtert die Kollegin ein, die zunehmend unfrei wird, beschwichtigend und nachgiebig mit der Patientin umgeht, was jedoch die Pathologie der Patientin eher stimuliert als lindert. Die Kollegin spürt selbst, daß etwas „falsch" läuft in der Behandlung, und stellt den Fall deshalb im Seminar vor.

Was hindert die Kollegin, die aktuelle Situation der Patientin einschließlich ihres Behandlungsverhaltens zu verstehen, und was heißt hier „Verständnis"? Die Kollegin wird gehindert, die aktuelle Situation der Patientin zu verstehen, weil sich ihr Aufmerksamkeits- und Verarbeitungsfokus zunehmend auf das einengt, was die Patientin an pathologischem Sichäußern und -verhalten beharrlich wiederholt: Klagen über Vernachlässigung, wütende Anschuldigungen anderer, ängstlich-gespannte Unruhe und Verstimmung. Gerade die gute Absicht der Einfühlung führt die Kollegin immer mehr in eine hilflose Fixierung auf die Beschäftigung mit der von der Patientin geklagten Symptomatik und damit in eine Behandlungssackgasse. – „Verständnis" für die Patientin heißt im Gegensatz dazu, den individuellen Lebensweg der Patientin hinsichtlich Plan und Erreichtem im ganzen zu übersehen und die gegenwärtige Lebens- und Erlebenssituation der Patientin als Krise auf diesem eingeschlagenen individuellen Lebensweg zu erfassen. Wesentliche Voraussetzungen für Verständnis ist also, *Abstand* von der unmittelbaren Betroffenheit durch die Symptomatik der Patientin zu gewinnen, um ihr *wirklich* helfen zu können; ganz so wie auch sonst in der Medizin.

Eine solche Bemühung um Verständnis der aktuellen Lebenssituation der Patientin auf dem Hintergrund ihres persönlichen Lebensplanes führt etwa zu folgendem Bild: Die Patientin hat von Kindheit an versucht, ihre durch unzureichende Versorgung bedingte emotionale Angewiesenheit und Abhängigkeit von den Eltern durch eine gewaltsame expansive Selbständigkeit zu überwinden. Das ist ihr aufgrund guter geistig-kognitiver Befähigung durchaus in einem gewissen Maße gelungen. Sie hat in der Adoleszenz sehr schnell versucht, sich mit Hilfe dieser persönlichen Ressourcen durch Heirat und Wegzug der belastenden und kränkenden familiären Situation zu Hause zu entziehen. Dieser Befreiungs- und Verselbständigungsversuch durch Hineinspringen in die Rolle einer jungen Erwachsenen mit Partnerschaft und Muterschaft ist gescheitert. Sie sah sich gezwungen, wieder ins Elternhaus zurückzukehren, und ist nun infolge all dieser schmerzlichen Erfahrungen mit anderen und mit sich selbst (mißlungene Schwangerschaft) voller Wut, Haß, Selbstzweifel, Angst und Niedergeschlagenheit. Insofern handelt es sich um durchaus verständliche und angemessene Affekte angesichts ihrer gegenwärtigen Situation. Von diesen angemessenen Affekten müssen die eigentlichen entwicklungsbedingten Störungen der Patientin, über die sie nicht klagt, unterschieden werden. Verstehenden Zugang zu der Patientin gewinnt man also nicht durch eine schnelle Versenkung in ihre geklagte Symptomatik, auch nicht durch eine schnelle Vertiefung in Details ihrer reportierten Kindheit, sondern durch einen Vergleich der Lebensstrategie und Erfahrungen der Patientin mit den gesunden altersgemäßen Anforderungen, Aufgaben, Wünschen und Zielen einer jungen Erwachsenen.

Dieser Zugang schützt den Therapeuten davor, der Übertragung von Erwartungen aus negativen Kindheitserfahrungen auf den Therapeuten gegenübertragungsmäßig zu erliegen. Zugleich eröffnet dieser Weg die Möglichkeit einer allem auch emotionalen Kontaktaufnahme mit der Patientin: Auf Affekte, die mir auf dem Hintergrund einer aktuellen Lebenslage und eines Lebensplanes gut verständlich sind, kann ich angemessen reagieren, z. B. indem ich mir von der Patientin bestätigen lasse, daß ich ihre Lage richtig verstanden habe. Das ist die kontaktmäßige Basis für das, was man etwas hölzern „Arbeitsbündnis" nennt. Eine Patientin, die das Gefühl hat, daß der Therapeut ihre gegenwärtige Situation versteht, gewinnt – vielleicht zunächst zögernd – ein gewisses Zutrauen zum Therapeuten und dem, was er als therapeutische Botschaft jeweils anzubieten hat.

Natürlich reicht das gewonnene Verständnis der aktuellen Lebenssituation der Patientin als einer jungen erwachsenen Frau in einer bestimmten Krise nicht aus, um sie zu behandeln. Tieferes Verstehen steht aber offenbar, wie der anfangs gegebene Behandlungsbericht zeigt, vor besonderen Schwierigkeiten. Die Manöver der Patientin gegenüber der Therapeutin suchen die Wechselbeziehung von Patientin und Therapeutin so zu konstellieren, wie die Patientin ihre Elternbeziehung gegenwärtig und schon seit langem gestaltet („Übertragung"). Das führt zunehmend zu Irritation und Hilflosigkeit der Therapeutin. Womit hängt das zusammen? Es liegt offensichtlich daran, daß wir eine gewisse Einfühlungs- und Verständnisgrenze gegenüber dem Kind vor Erreichen der Stufe der Autonomie, d. h. vor Abschluß der Ich-Bildungs-Phase haben. Uns allen sind seelische Regungen, Phantasien, Wünsche, sprachliche Äußerungen, Affekte und Handlungen vertraut, die von einem Kind ausgehen, das sich aus der Symbiose mit der Mutter gelöst hat, d. h. vom Trotzalter ab, vor aber seit Beginn der ödipalen Zeit. Dreierverwicklungen kennen und schätzen wir bis ins hohe Alter. Wir betreiben dies Liebesspiel selbst und interessieren uns in der Regel auch sehr für einschlägige Beziehungsspiele anderer. Infolgedessen neigen wir dazu, frühkindliche seelische Regungen adultomorph zu sehen, d. h. nach dem Muster der Beziehungen unter Erwachsenen. Diese Versuchung ist noch größer, wenn es sich um frühkindliche Erlebens- und Reaktionsmuster handelt, die Erwachsene praktizieren. Es bedarf daher einer *professionell trainierten ausdrücklichen Einstellung,* um die Frühstörungsmanifestationen bei älteren Kindern, Jugendlichen und Erwachsenen angemessen verstehen und therapeutisch beantworten zu können. Ein wichtiges Argument übrigens für wissenschaftlich begründete Psychotherapie. Für den Therapeuten ist daher geboten, sich ausdrücklich mit der Logik von Baby-mit-Mutter, mit den seelischen Operationen des Kindes in der symbiotischen Phase vor Erreichen der Ich-Autonomie vertraut zu machen.

Die Baby-mit-Mutter-Logik

In der Ich-Bildungs-Phase sind Mutter und Baby zwar nicht mehr leiblich, aber erlebnismäßig, seelisch noch eng verbunden. Alle Vorgänge sind sowohl Vorgänge in der Beziehung zwischen Mutter und Kind (Objektbeziehungsaspekt oder interaktioneller Aspekt) als auch innerseelische (mentale) Vorgänge „im“ Baby, insofern es von Erlebnis zu Erlebnis sein Ich funktionsmäßig differenziert und mit affektbesetzten Phantasien und Vorstellungen inhaltlich füllt, die seine innere Welt Zug um Zug aufbauen. Alle Erlebnisse des Kindes können daher in dieser frühen Entwicklungsphase sowohl einem Innen als auch einem Außen zugeordnet werden.

Darauf basiert die Möglichkeit der Verschiebung von insbesondere unlustvollen Ich-Funktionen und Inhalten (Phantasien, Vorstellungen) vom Kind auf die Mutter und umgekehrt, die man „Delegation“, „Projektion und Introjektion“ nennt. Manche sprechen diesbezüglich auch vom „Deponieren bei der Mutter“ oder davon, daß die Mutter eine Containerfunktion für bestimmte affektbesetzte Phantasien, Vorstellungen des Kindes ausübt. Ähnliche Funktion kann übrigens das Baby auch für die Mutter haben. Das Kind entlastet sich, indem es die Mutter belastet und umgekehrt. Das schafft jedoch für das Baby ein neues „Problem“: Indem es unlustvolle Phantasien und Vorstellungen der Mutter zuschiebt, gewinnen bedrohliche, verfolgende Aspekte der Mutterbeziehung mehr Gewicht, was das Kind erneut ängstigt, d. h. belastet. Für eine gesunde Entwicklung des Kindes ist es daher von entscheidender Bedeutung, daß die positiven Erfahrungen mit der Mutter dominieren, was von der seelischen Einstellung der Mutter zum Kind und ihrem Verhalten wesentlich mit abhängt. Sie muß eine genügend gute Mutter sein, sonst kann das Kind dies paranoide Wechselverhältnis nicht überwinden. In diesem Fall verbleibt dem Kind eine *Disposition zum schnellen situativen Umkippen* zwischen Wohlbefinden und paranoider Ängstigung je nach dem Affektgehalt der akuten Situation. Überhaupt bleibt das Kind unter solchen Umständen in der anfänglichen Polarität von guten und bösen (negativen) Erfahrungen mehr oder minder *gefangen.* Es gelingt ihm dann nicht, diese Teilobjektserfahrungen zu einem Gesamtbild einer überwiegend guten und vertrauenerweckenden Mutter zu integrieren. Der Nützlichkeits- und d. h. später: Ausbeutungsaspekt und der

Bedrohungs-, später: Ablehnungsaspekt bleiben nebeneinander bestehen und werden durch das jeweils akute Erleben alternativ aktiviert und verstärkt. Eine liebende Einstellung kann sich gegenüber dieser instrumentellen nicht durchsetzen. Dies hat eine weitere fatale Implikation: Da sich das Selbstbild des Kindes in Korrespondenz zum Bild von der Mutter Schritt für Schritt aufbaut – nicht zuletzt deshalb, weil alle Beziehungsvorgänge auch innerseelische (mentale) sind –, bleibt unter solchen Umständen auch das Selbstbild des Kindes von dem Nebeneinander guter und böser Teilaspekte beherrscht, die jeweils situativ aktiviert werden. Zu dieser paranoiden Welt gehört also der dauernde Zweifel, ob man selbst gut oder böse sei. Extreme Bewertung und Entwertung wechseln daher ständig ab. Soweit das Kind wegen der Umstände seiner mütterlichen Pflege in diesen paranoiden Mechanismen verfangen bleibt, kann es sich ersichtlich aus dieser symbiotischen Position nicht selbst heraushelfen. Es ist zwecks Veränderung dieses Zustandes auf die Mutter bzw. später auf Muttersatzpersonen (wie z. B. Therapeuten) *angewiesen,* die es zugleich aber abschreckt. Es ist dann wichtig, daß der Therapeut das erkennt und mit seinem Patienten nicht so umgeht, als ob er autonom (selbständig) wäre, auch wenn der Patient selbst den Anschein zu erwecken sucht, er sei autonom und „stark" genug, ohne den Therapeuten zurechtzukommen.

Wirkliche psychodynamische Brisanz gewinnt die paranoide Logik von Baby-mit-Mutter jedoch erst durch die weitere Entwicklung. Mit dem Heranreifen der kognitiven Funktionen und der Vertiefung der interaktionellen Erfahrung kommt das Kind um die Aufgabe nicht herum, die bisherige Spaltung in gute und böse Teilobjekte und Teilselbstbilder zu überwinden. Es kann sich der Wahrnehmung nicht entziehen, daß die guten und die bösen Selbst- und Mutterbilder und inzwischen auch die Bilder weiterer Personen seiner Umgebung jeweils zu ein und derselben Person gehören. Das hat zur Konsequenz, daß es für das Kind jetzt noch schwerer wird, negative Erfahrungen mit seiner Umgebung und negative (aggressive) Reaktionen seiner selbst *auszuleben,* will es nicht die Beziehung zur Mutter und den weiteren Pflegepersonen völlig gefährden, auf die es existentiell angewiesen ist. An die Stelle der Äußerung von Wut und Haß treten Besorgtheit, Verhaltenheit oder traurige Gehemmtheit. Wir sprechen diesbezüglich vom Erreichen der „depressiven Position", von den Anfängen der Gewissensbildung. Für die gesunde Entwicklung ist ein einigermaßen zwangloses Erreichen dieses Stadiums der Dominanz von Liebe und Besorgtheit mit Wiedergutmachungstendenzen charakteristisch. In pathologischen Fällen gelingt jedoch die Integration der polar entgegengesetzten Objekt- und Selbstbilder in dem geschilderten Sinne nicht. Die zerstörerischen Phantasien und Impulse werden nur unvollkommen vor sich selbst und der familiären Umgebung versteckt und bagatellisiert. Der Kontakt in der Familie wird dadurch affektiv entleert, abgekühlt, d. h. distanziert und unecht. Das wahre Selbst wird zunehmend hinter einer äußerlichen Anpassung mit ängstlich-depressiver Tönung verborgen. Damit hängt zusammen, daß für den ungeübten Untersucher die paranoide Erlebensweise häufig gar nicht erkennbar ist, weil sie hinter einer Fassade von Affektleere und Depressivität versteckt ist.

In vielen Fällen handelt es sich aber diesbezüglich nicht um stabile Verhältnisse. Immer wieder kommt es zu aggressiven Durchbrüchen, zu Reaktionen, die sich üner die Verhüllung und Kaschierung aggressiver Phantasien und Impulse hinwegsetzen und trotzig ungeniert Schuldgefühle und Rücksichtnahme beiseitewischen und verleugnen: „Ich will und brauche gar keine Beziehung, Nähe, Liebe und will auch auf niemand Rücksicht nehmen. Wegen meines Hasses brauche ich gar keine Schuldgefühle zu haben, da die anderen an meinem Unglück schuld sind." – Das sind manische Schuldverleugnungen. Sie führen dazu, daß neben der paranoiden inneren Welt auch das Gewissen und die Schuldgefühle, die oft entsprechend dem Ausmaß von Haß und Wut massiv entwickelt sind, verleugnet, kaschiert oder bagatellisiert werden. In manchen Fällen wird diese Verleugnung bis ins Erwachsenenalter durchgehalten.

In anderen Fällen erfährt sie schon früh eine weitere Verarbeitung im Sinne einer überkompensierenden Reaktionsbildung: Das kleine Kind entwickelt eine massive Besorgtheit für die Mutter und die weiteren Angehörigen, fühlt sich für alles, was die Eltern belastet und bedrückt, verantwortlich und ist um extreme Bravheit bemüht. Im Maße des ihm entwicklungsmäßig jeweils Möglichen übernimmt es „frühreif" immer mehr Pflichten und Verantwortung innerhalb der Familie; immer mehr wechselt es statt in die sich schrittweise modifizierende Kindrolle in eine mütterliche Rolle hinein, so wie es als Kleinkind diese Rolle erlebt und versteht. An dieser Entwicklung sind die Eltern natürlich ebenfalls entscheidend beteiligt. Aufgrund ihrer eigenen Kontaktproblematik pflegen sie die für sie mit diesen Einstellungen des Kindes verbundene Entlastung zu begrüßen und bestärken damit das Kind in dieser Richtung („Parentifizierung" des Kindes).

In wiederum anderen Fällen pendelt das Kind schon früh zwischen der Position des rücksichtslosen Babys und der überverantwortlichen frühreifen Mutter hin und her – ebenfalls bis ins Erwachsenenalter.

Insbesondere durch die Familientherapie sind wir auf die Fixierung an eine frühkindlich extrem verstandene „Mutterrolle" (bei entsprechend gestörten Jungen wie Mädchen) aufmerksam geworden. Klinisch kann man solche frühen Manifestationen bei entsprechenden erwachsenen Patienten (d.h. solchen mit strukturellen Ich-Störungen) besonders dann gut beobachten, wenn sie sich in Lebenssituationen befinden, die eine Aktualisierung der Baby-mit-Mutter-Erfahrungen der eigenen Frühzeit provozieren, z.B. in der Schwangerschaft oder in der Situation der Mutter mit Baby bzw. Kleinkind. Innerhalb psychoanalytischer Therapien erlebt man in solchen Fällen als Therapeut häufig sehr ausgeprägt die Regression der Patientinnen bis zur Erlebnisstufe der eigenen symbiotischen Zeit und ihrer pathologischen Verarbeitung: In Verhalten und verbalen Äußerungen kippt die betreffende Patientin selbst in die Babyrolle, und das Baby wird mit seinem „Willen" und seinen Bedürfnissen wie eine elterliche Autorität erlebt, was natürlich mit beträchtlichen Erziehungsproblemen für die Mutter und möglicherweise massiven Entwicklungsproblemen für das Kind verbunden ist. Die Entstehung struktureller Ich-Störungen ist bei dieser Gelegenheit innerhalb analytischer Therapien prägnant nachvollziehbar. So gehört als letzte Operation zu der hier dargestellten Baby-mit-Mutter-Logik die Möglichkeit des Austausches der Baby- und der Mutterposition bzw. des Kippens zwischen beiden Positionen. Die sog. Omnipotenzproblematik von Kindern, aber eben auch von manchen Erwachsenen hat hier ihre Wurzel.

Alle diese Varianten betreffen die entwicklungsmäßig im 2. Lebensjahr anstehende schrittweise Loslösung aus der Symbiose mit der Mutter. Die Entleerung der affektiven Beziehung oder das Sichverweigern gegenüber Schuldgefühlen können ebenso wie die übermäßige Besorgtheit als mißlingende Ausgänge des Autonomieprozesses beschrieben werden. In all diesen Fällen kann man davon ausgehen, daß die Mutter aus inneren Gründen ein gesundes schrittweises Herauswachsen des Kindes aus der Symbiose nicht angemessen zu fördern vermochte, da sie sich durch das Kind eher irritiert und zur Reaktivierung ihrer eigenen Frühproblematik provoziert fühlte.

Daß unter solchen Umständen die Bewältigung der nächsten noch schwierigeren Integrationsaufgabe in der Regel nicht gelingt, nämlich sowohl zum Vater als auch zur Mutter eine stabile emotionale Beziehung und ausreichende Konfliktfähigkeit zu entwickeln und die eigene Geschlechtsidentität klar auszugestalten, bedarf keiner breiten Erörterung. Dasselbe gilt für die komplexen Beziehungs- und Selbstgestaltungsaufgaben in der Adoleszenz und im Erwachsenenalter einschließlich der therapeutischen Beziehung und des Selbstverständnisses in der Therapie.

Die Darstellung der Operationen der Baby-mit-Mutter-Logik der symbiotischen Phase in der Absicht zu zeigen, daß die Kenntnis dieser Logik zu unserem Verständnis bestimmter seelischer Störungen bei älteren Kindern, Jugendlichen und Erwachsenen wesentlich beizutragen vermag, darf allerdings nicht dazu verführen, die gesunden Ich-Anteile der betreffenden Menschen zu übersehen. Alle Patienten, bei denen wir klinisch Frühstörungsmanifestationen zu diagnostizieren vermögen, haben trotz ihrer Fixierung an bestimmte Operationen der symbiotischen Phase alle Etappen der weiteren Entwicklung bis zu ihrem gegenwärtigen Stand durchlaufen und auf diesem Wege mannigfaltige Kompetenzen der Lebensmeisterung erworben. Ihre Ich-Funktionen und die Inhalte ihrer inneren Welt haben sich zu einem differenzierten, komplexen Gebilde ausgeformt, das wir „Individuum" oder „Person" nennen. Die genaue Einschätzung dieser gesunden Ich-Anteile seitens des Therapeuten und ihre Aktivierung innerhalb des therapeutischen Prozesses sind für die Erfolgschancen der Therapie von entscheidender Bedeutung.

Nachdem wir uns mit den Grundzügen der Baby-mit-Mutter-Logik vertraut gemacht haben, wundert es uns nicht, viele dieser Züge mit nun geschärftem Blick bei unserer erwachsenen Patientin sowohl in ihrem bisherigen Lebenslauf als auch in ihrem Verhalten und ihren Äußerungen innerhalb der Therapie direkt wiederzufinden. Zugleich können wir aber auch den wiedergegebenen knappen Andeutungen der Ärztin über das Lebensgeschick und die Lebensumstände der Patientin entnehmen, daß die junge Frau trotz ihrer Störungen ein beträchtliches Repertoire von Ich-Funktionen und Kompetenzen der Lebensmeisterung erworben hat, das sie allerdings noch nicht voll für eine befriedigende Lebensgestaltung einzusetzen vermag.

Dimensionen des therapeutischen Handelns

Worin besteht aber nun die psychoanalytische Therapie solcher Patienten vor dem Hintergrund des skizzierten Verständnisses? Ich kann mich diesem Thema in diesem Rahmen nur skizzenhaft zuwenden und möchte 4 Dimensionen des therapeutischen Handelns kurz erörtern, die jeweils unterschiedliche Wirkfaktoren inner-

halb der psychoanalytischen Behandlung von Patienten mit Frühstörungsmanifestationen *im Unterschied zur üblichen Neurosentherapie* betreffen.
Es sind dies:

1) die aktive Gestaltung einer engagiert-verantwortlichen Beziehung zum Patienten einschließlich klinisch angemessener Ausübung therapeutischer Autorität nach dem Modell der Rolle eines kompetenten Elternteils.
2) die Wahl eines angemessenen Behandlungsrahmens für die Regression zu den traumatischen und für die Progression zu gesünderen, reiferen persönlichen Entwicklungszuständen.
3) das Ernstnehmen der gegenwärtigen Lebenssituation des Patienten und der daraus resultierenden Zielsetzungen, Aufgaben, Wünsche und Phantasien,
4) die kognitive Deutungsarbeit mit dem Patienten innerhalb der therapeutischen Beziehung.

Zu 1): Aktive Gestaltung einer engagiert-verantwortlichen Beziehung zum Patienten einschließlich klinisch angemessener Ausübung therapeutischer Autorität nach dem Modell der Rolle eines kompetenten Elternteils
Der strukturell Ich-gestörte Patient, der auf die Ebene der Ich-Bildung und Symbiose fixiert bzw. zu ihr regrediert ist, bedarf im Gegensatz zum strukturiert neurotischen Patienten mit intaktem (autonomem) Ich eines sich aktiv für die Behandlungsbeziehung und den Kontakt mit ihm einsetzenden Therapeuten, der auf seine kontaktabwehrenden Manöver nicht mit Rückzug, Kränkung oder Ärger reagiert, sondern im Sinne eines überlegen-verantwortlichen Elternteils die Beziehung trotzdem nach Kräften aufrechterhalten und angemessen zu gestalten sich bemüht. Gegen die Übertragungserwartung des Patienten repräsentiert er damit ein gesundes für den Patienten förderliches Beziehungsangebot. In diesem Sinne vertritt er aktiv, authentisch und offen, explizit und klar gegenüber dem Patienten unter Einsatz seiner persönlichen Autorität das, was er für den Patienten zum Zwecke gesünderer Weiterentwicklung für richtig hält. Das ist in erster Linie das Behandlungsangebot einschließlich des Behandlungsarrangements. Der Therapeut läßt sich vom Patienten nicht einschüchtern, sondern setzt sich mit dem Patienten klar, aber nicht ärgerlich darüber auseinander, wenn der Patient die Behandlungsvereinbarungen zu unterlaufen sucht. Auf diese Weise verwickelt er den Patienten schrittweise in eine gesunde, gute, klare mitmenschliche Beziehung, in der Ängste, Phantasien, Mißverständnisse artikuliert und geklärt werden können. Nur innerhalb einer solchen authentischen menschlichen Beziehung kann der Patient schrittweise seine pathologischen affektiv-kognitiven Verwicklungen bewußt erleben, klären, auflösen und durch reifere Kontakt- und Kommunikationsweisen ersetzen. Das erfordert Mut und Offenheit gegenüber dem Patienten einschließlich eines klaren Stellungbeziehens bezüglich elementarer menschlicher Wertorientierungen. Ohne diesen persönlichen Einsatz ist eine wesentliche Veränderung struktureller Ich-Störungen, symbiotischer Pathologie nicht zu erwarten.

Das Modell eines engagiert-verantwortlichen Elternteils reicht gerade im Fall von Patienten mit markanten Frühstörungsmanifestationen jedoch noch weiter: So, wie von einem kompetenten Vater bzw. einer kompetenten Mutter erwartet wird, daß er oder sie das Kind vom Baby- bis zum Erwachsenenalter begleitet und je nach Alter und Situation in unterschiedlicher Weise und Intensität Einfluß ausübt, gehört dies auch zu den Aufgaben und Funktionen eines kompetenten Therapeuten. Damit ist eine hinreichende Elastizität im Umgang mit Patientenäußerungen und -verhaltensweisen aller Progressions- und Regressionsstufen von früher Kindheit bis zu Erwachsenheit gefordert. Von der Stufe der Körperpflege und des Haltens bis zu förderndem Gespräch und ggf. klarer Auseinandersetzung unter Erwachsenen reicht die Spannweite von Situationen, mit denen analytisch orientierte Therapeuten von Patienten mit markanten Frühstörungsmanifestationen engagiert und reflektiert umgehen können müssen. Unser überkommenes Therapeutenbild entspricht dem weithin nicht. Erst auf dem Hintergrund einer solchen hinreichend weiten Bestimmung therapeutischer Aufgaben und Kompetenz läßt sich auch eine empathisch genaue Einschätzung von Toleranzgrenzen, individuellen Entwicklungstempi und klinischen Risiken erreichen, die für den sicheren Umgang mit solchen Patienten nötig ist, um die Patienten jeweils weder zu übernoch zu unterfordern.

Zu 2): Wahl eines angemessenen Therapierahmens für die Regression zu den traumatischen und für die Progression zu gesünderen, reiferen persönlichen Entwicklungszuständen

Für den Behandlungserfolg ist die angemessene Gestaltung des Behandlungsrahmens von großer Wichtigkeit.

Das Behandlungsarrangement soll dem Patienten Raum geben für die Regression zu den traumatischen Erlebnissen auf früher Entwicklungsstufe (Aktion und Expression) und für die Progression im Maße der Manifestation gesünderer Erlebnis- und Verhaltensweisen. Da diese Prozesse zugleich mentale „innere" Vorgänge einer Einzelperson wie interaktionelle Vorgänge zwischen Personen, ursprünglich Familienmitgliedern, sind, hat das Behandlungsarrangement auch diesem Beziehungsaspekt je nach der Eigenart des Patienten Rechnung zu tragen. Damit ist für den Psychotherapeuten eine ziemlich komplexe Aufgabe angemessener Behandlungsentscheidung gestellt, die natürlich von der Weite seiner Erfahrung mit verschiedenen Behandlungsarrangements und -methoden abhängig ist. Ich muß mich hier darauf beschränken, 2 wesentliche Gesichtspunkte besonders hervorzuheben: Einmal ist es nicht selbstverständlich, daß der Patient allein behandelt wird oder mit anderen Einzelnen zusammen in einer Gruppe. Es ist sehr häufig indiziert, den Patienten zusammen mit seinem Lebenspartner und ggf. auch seinen Kindern oder Mitgliedern seiner Ursprungsfamilie zu therapieren. Und es ist zweitens nicht selbstverständlich, daß die psychoanalytische Therapie eine ausschließlich verbale Behandlung ist, obgleich verbale Aspekte in jedem Behandlungsarrangement früher oder später eine wichtige Rolle spielen. Eine intensive Diskussion, welchen Stellenwert bei der ambulanten psychoanalytischen Behandlung von Patienten mit Frühstörungsmanifestationen nichtverbale Therapiemethoden psychodramatischer, körpertherapeutischer oder gestaltungstherapeutischer Art spielen, steht bei uns noch aus; bisher werden die in dieser Hinsicht gewonnenen wertvollen positiven Erfahrungen aus der stationären Psychotherapie und der Kinder- und Jugendlichenpsychotherapie von uns noch nicht angemessen ausgewertet und reflektiert. Damit bleibt das Feld der nichtverbalen Therapie und weithin auch das der Familientherapie Therapeuten überlassen, die sich wiederum von der psychoanalytischen Behandlungsmethode mehr oder minder scharf abgrenzen. Dem gegenwärtigen Stand der wissenschaftlichen Erkenntnis entsprechen diese Verhältnisse nicht. Die Zukunft wird wohl denen gehören, die in reflektierter Form psychodramatische, körpertherapeutische und gestaltungstherapeutische Methodik mit verbaler psychoanalytischer Arbeit bei der Behandlung von Patienten mit markanter struktureller Ich-Störung ambulant verbinden. Wir wissen, daß eine kontrollierte Regression zu traumatischen frühkindlichen Situationen für die Überwindung der Fixierung daran notwendig ist, zögern aber, die diesbezüglichen behandlungsmethodischen Konsequenzen zu ziehen. Das Zulassen der nötigen Regression fällt vielen Kollegen noch recht schwer, wie die Diskussionen über das sog. Agieren und Mißverständnisse bezüglich Abstinenz immer wieder zeigen. Allerdings ist das Zulassen von Regression nur *eine* der notwendigen Bedingungen für den Therapieerfolg. Es muß mit der affektiv-kognitiven psychoanalytischen Deutungsarbeit im Rahmen neuer Erfahrungen eng verknüpft werden, wie wir noch sehen werden.

Zu 3): Ernstnehmen der gegenwärtigen Lebenssituation des Patienten und der daraus resultierenden Zielsetzungen, Aufgaben, Wünsche und Phantasien
Beim jugendlichen bzw. erwachsenen Patienten müssen wir folgendes klar sehen und unterscheiden: Der Patient ist in einer bestimmten Lebenssituation als Erwachsener bzw. Jugendlicher, d. h., er steht in adoleszenten bzw. erwachsenen Lebensbezügen zu Partnern, zu seiner Herkunftsfamilie, in Ausbildungs- oder beruflichen Bezügen, in Wohn- und Nachbarschaftsverhältnissen. Aus diesen adoleszenten oder erwachsenen Lebensumständen kommen Aufgaben und Anforderungen auf ihn zu, die er zu meistern hat, auf die er sich eingelassen, in die er Interessen, Absichten, Ziele, Wünsche investiert hat. Bei der Meisterung dieser altersangemessenen Aufgaben mit teilweise pathologischen Mitteln, d. h. mit Erwartungen, Ansprüchen, Wahrnehmungen und Verhaltensweisen, die von pathologischen Phantasien und Ängsten stark beeinflußt sind, ist er seelisch dekompensiert bzw. ist seine seelische Störung aggraviert. Vor diesen altersgemäßen Aufgaben ist er auf die frühe traumatisch erlebte symbiotische Entwicklungsstufe regrediert, an die er – wie sich jetzt zeigt – mehr oder minder stark fixiert ist. Auch wenn er jetzt Operationen der symbiotischen Erlebens- und Verhaltenslogik rekapituliert und manifestiert, geht es ihm *eigentlich* um die Bewältigung des adoleszenten oder erwachsenen Lebens.

Der Therapeut kann ihm nur hilfreich sein, wenn er – anders als der Patient – über all dem regressiven frühkindlichen Erscheinungsbild diese altersangemessenen Zielsetzungen, Aufgaben, Kompetenzen und Wünsche nicht aus dem Blick verliert, d. h. nicht vergißt, daß es dem Patienten nicht um Kindlichkeit geht, auch wenn er noch so viel Regressionssehnsucht artikuliert, sondern um die Bewältigung der gegenwärtigen Lebensaufgaben und eine befriedigende persönliche *Weiterentwicklung* in die erwachsene Welt hinein. Der Auftrag des Therapeuten ist primär darauf gerichtet, dem Patienten zu einer gesünderen Bewältigung seiner gegenwärtigen Lebenssituation und zu möglichst gesunder Weiterentwicklung zu verhelfen. Alle therapeutischen Maßnahmen, insbesondere die Beschäftigung mit der Kindheit des Patienten sind diesem primären Ziel unter- bzw. eingeordnet und nur in diesem Rahmen therapeutisch sinnvoll und legitimierbar.

Das damit geforderte Ernstnehmen der aktuellen Lebenssituation des Patienten in der Behandlung impliziert besonders das Im-Auge-Behalten sozialer Rollen und Positionen, z. B. das Partner- oder Partnerinsein, das Vater- oder Mutter-von-Kindern-Sein oder das Sich-in-einer-Ausbildungs- oder -Berufsrolle-Befinden. Gegenüber dem mehr oder minder regredierten Patienten hat der Therapeut diese aktuellen Lebensinteressen und Kompetenzen des Patienten innerhalb der Therapie zur Geltung zu bringen, wenn der Patient sie aus dem Auge zu verlieren droht. Das geschieht dadurch, daß der Therapeut diesen Bereich sozialer Rollen als Bewältigungsaufgabe mit dem, was sonst in der Behandlung agierend und verbal geschieht, in Beziehung setzt und darauf dringt, daß die in diesen Bereich investierten teils gesunden, teils pathologischen Phantasien und Vorstellungen, Wünsche, Ängste und rollenbezogenen Erwartungen des Patienten in der Behandlung ausgebreitet und damit in den Bearbeitungsprozeß der Behandlung explizit einbezogen werden. Erst damit wird eine Weiterentwicklung im Sinne einer allmählichen Anhebung des Regressionsniveaus, d. h. Progression, möglich.

Das Ernstnehmen der aktuellen Lebenssituation des Patienten läßt sich auch als eine *Solidarisierung mit den gesunden Ich-Anteilen des Patienten* und seinem gesunden Weiterentwicklungsstreben beschreiben. Behandlungsmethodisch bedeutet es eine sorgfältige Registrierung gesunder Kompetenzen, Interessen und Wünsche des Patienten, um therapeutische Interventionen an solche dem Patienten bewußte gesunde Motivation anzuknüpfen. Psychoanalytische Therapeuten sind im Gegensatz dazu häufig mehr oder minder ausschließlich mangelorientiert. Sie sind dadurch bei der Behandlung strukturell Ich-gestörter Patienten in Gefahr, mit ihren Patienten zusammen so stark und nachhaltig zu versinken, daß eine (progrediente) Aufwärts- und Weiterentwicklung nicht befriedigend gelingt. Daher ist therapeutische Resignation oft das Ergebnis solcher Therapieversuche. Aber solche Therapieverläufe sind vermeidbar, wenn die Therapeuten konsequent die primäre Aufgabe der Förderung der Weiterentwicklung der Patienten im Auge behalten und zu angemessener Distanzierung und Auswertung ihrer Gegenübertragung fähig sind.

Zu 4): Kognitive Deutungsarbeit mit dem Patienten innerhalb der therapeutischen Beziehung

Auf dem Hintergrund der eben dargestellten primären Solidarisierung des Therapeuten mit den gesunden alters- und situationsgerechten Zielsetzungen, Kompetenzen, Wünschen und Phantasien des Patienten werden die pathologischen Phantasien, Erwartungsstrukturen und Verhaltensweisen des Patienten als Behinderungen gesunder Weiterentwicklung für Patient wie Therapeut identifizierbar. Nur auf dem Hintergrund der kontinuierlichen Förderung und Verstärkung gesunder, angemessener Erfahrungen und Einstellungen des Patienten zu sich selbst wie anderen seitens des Therapeuten ist es möglich und aussichtsreich, den Patienten zu einem deutlichen und klaren Erleben der Einstellungen und Muster zu motivieren, an die er fixiert ist und die ihn bei seiner gesunden weiteren Entfaltung behindern. Zwar wiederholt der Patient in seinen Einstellungen agierend und verbal die pathologischen Verarbeitungen (Lösungen), die er in seiner

Kindheit anläßlich traumatischer Erlebnisse entwickelt hat, aber er verachtet sich wegen der gespürten Unangemessenheit dieser Lösungen so sehr, daß er in der Regel gegen ihre ausdrückliche genaue Vergegenwärtigung massiven Widerwillen hat. Eine Weiterentwicklung ist aber nur möglich, wenn sich der Patient dieser seiner unangemessenen Einstellungen und inneren Phantasieschemata ausdrücklich und im einzelnen bewußt wird. Diese volle Vergegenwärtigung gelingt jedoch nur, wenn mit Hilfe des Therapeuten die Affekte wieder lebendig werden, die der Bildung dieser Abwehrstrukturen zugrunde liegen. Insofern gehört ein Raumgeben für diese ausdrückliche Regression zu den in der frühen und späten Kindheit entwickelten Einstellungen und ein sorgfältiges beschreibendes Verbalisieren (Versprachlichen) der agierten und geäußerten Abwehrweisen zu den wichtigsten unter den auf die Pathologie des Patienten gerichteten Therapeuteninterventionen. Diese beschreibende Verbalisierung ist von der Deutung unbewußter Beziehungszusammenhänge klar zu unterscheiden. Sie zielt darauf, für den Patienten das Muster (die Struktur, Gestalt) seiner jeweiligen Einstellung samt der zugehörigen Affekte sprachlich-mental faßbar zu machen. Denn nur mit klar erfaßten affektiv-kognitiven Mustern kann man sich (auf dem Hintergrund gesünderer Erfahrungen) ausdrücklich auseinandersetzen. Hingewiesen sei hier darauf, daß diese Form des Umgangs mit dem Patienten ersichtlich unsentimental ist. Sie unterscheidet sich grundsätzlich von Formen der Tröstung und Beschwichtigung, der forcierten emotionalen Zuwendung, aber auch der besonderen Vorsicht und Verhaltenheit, wie sie weit verbreitet sind. Ausschließlich durch die reflektierte Ausübung der hier beschriebenen 4 Funktionen erweist sich die therapeutische Beziehung seitens des Analytikers auch als eine ausgesprochen affektive Beziehung; die entscheidende Hilfe geschieht durch kompetente Konstituierung und Aufrechterhaltung der therapeutischen Beziehung, kompetente Wahrnehmung und Aufrechterhaltung therapeutischer Autorität und kompetente kognitive Deutungsarbeit, bezogen sowohl auf die gesunden wie die pathologischen Persönlichkeitsanteile des Patienten.

Im Zusammenhang mit der Vergegenwärtigung der seinerzeit entwickelten nun als unangemessen erlebten Reaktionsmuster ist für den Patienten die Erarbeitung eines plausiblen genetisch-biographisch orientierten Störungsentstehungskonzepts im Kontakt mit dem Therapeuten von großer Bedeutung. Dabei handelt es sich bezüglich der Frühentwicklung um Konstruktionen, da die Erinnerung des Patienten im Gegensatz zu seinem Verhalten (Agieren) nicht bis in diese Frühzeit zurückreicht. Die Funktion des Therapeuten besteht diesbezüglich im wesentlichen darin, die Erkenntnisse der Baby-mit-Mutter-Logik für den Patienten aufgrund seines jeweiligen Verständnisses der Individualität des Patienten zu konkretisieren und damit für eine gemeinsame Erarbeitung eines Störungsentstehungskonzeptes nutzbar zu machen. Selbstachtung und Verarbeitungsfähigkeit des Patienten werden durch diese gemeinsame Arbeit angeregt und gestärkt. Schrittweise gewinnt der Patient dadurch im Zusammenhang mit der Entwicklung gesünderer Vorstellungen weiter Abstand von seinen in der Kindheit für die damalige Situation entwickelten Einstellungen und Schemata aus der Erwachsenenperspektive. Diese pathologischen Muster verschwinden zwar nicht aus der inneren Welt des Patienten, da im Seelischen bekanntlich nichts untergeht; sie können daher in Bedrängnissituationen durchaus auch wieder aktuelle Bedeutung erlangen; aber sie treten an Bedeutung hinter gesünderen Mustern der Einstellung und des Umgangs schrittweise im Maße der Gesundung des Patienten zurück.

Die therapeutische Veränderung im Sinne gesünderer Weiterentwicklung geschieht also primär am Leitfaden guter neuer und bewährter guter alter Erfahrungen als Voraussetzung für die Relativierung schlechter alter Erfahrungen. Eine *ausschließliche* Beschäftigung mit den Mängeln des Patienten fördert diesen Gesundungsprozeß nicht. Leider ist in der psychoanalytisch orientierten Therapie eine solche ausschließliche oder überwiegende Defizienzorientierung sehr verbreitet. Sie führt häufig, wie bereits erwähnt, zum gemeinsamen Versinken von Patient und Therapeut in der persönlichen Misere des Patienten. Das heißt: Sie ist mit einem Verlust der therapeutischen Autorität und professionellen Kompetenz des Therapeuten verbunden.

Die in den letzten Jahrzehnten entwickelte Methodik der Analyse von Beziehungsverwicklungen vermittelt jedoch auch dem analytischen Psychotherapeuten, wenn er dies Instrumentar zur Kenntnis genommen hat, die Kompetenz, das Versinken in Gegenübertragungsagieren zu vermeiden bzw. sich aus solchen Situationen wieder zu befreien. Allerdings gibt es psychoanalytische Lehrmeinungen, die das Ertragen und Aufsichnehmen solcher Beziehungsverwicklungen für richtig und förderlich halten. Ich teile diese Auffassung nicht. Für mich sind solche massiven Beziehungsverwicklungen zwischen Patient und Therapeut das Ergebnis einer systematischen Vernachlässigung der gesunden Ich-Anteile des Patienten innerhalb der Therapie, d.h. ein Artefakt der angewandten Methodik. Auf dem Hintergrund der hier beschriebenen Art des Umgangs mit den gesunden und den pathologischen Persönlichkeitsanteilen des Patienten erweist sich die Thematisierung (Deutung) sich anbahnender Beziehungsverwicklungen als angemessene Art, dies Problem – beizeiten – zu meistern.

Wird das psychoanalytische Deutungsinstrumentar in dem dargestellten Sinne und im Zusammenhang mit den 3 anderen vorher skizzierten Dimensionen therapeutischen Handelns verwandt, dann ist Psychoanalyse eine gerade zur Therapie von Patienten mit Frühstörungsmanifestationen sehr geeignete Heilmethode, die unsere mannigfaltigen therapierelevanten Erkenntnisse und Erfahrungen optimal zu integrieren vermag – zum Nutzen der Patienten und zur Befriedigung der Therapeuten.

Literatur

Balint M (1973) Therapeutische Aspekte der Regression. Rowohlt, Reinbek

Blanck G, Blanck R (1978) Angewandte Ich-Psychologie. Klett-Cotta, Stuttgart

Blanck G, Blanck R (1980) Ich-Psychologie II. Klett-Cotta, Stuttgart

Ciompi I (1982) Affektlogik. Über die Struktur der Psyche und ihre Entwicklung. Klett-Cotta, Stuttgart

Fürstenau P (1979) Zur Theorie psychoanalytischer Praxis. Psychoanalytisch-sozialwissenschaftliche Studien. Klett-Cotta, Stuttgart (besonders Kap. 3 und 5)

Fürstenau P (1983) Paradigmawechsel in der Psychoanalyse (angesichts der strukturellen Ich-Störungen). In: Studt HH (Hrsg) Psychosomatik in Forschung und Praxis. Urban & Schwarzenberg, München Wien

Fürstenau P (1984) Der Psychoanalytiker als systemisch arbeitender Therapeut. Familiendynamik 9:166

Fürstenau P (1986) Wandlungen des Verständnisses und der Therapie psychogener Störungen in jüngster Zeit. In: Kisker KP et al. (Hrsg) Psychiatrie der Gegenwart, 3. Aufl, Bd I. Springer, Berlin Heidelberg New York Tokyo

Fürstenau P (1989) Ich-psychologische Konsequenzen der Ausweitung des Anwendungsbereiches der Psychoanalyse. In: Janssen PL, Paar GH (Hrsg) Reichweite der psychoanalytischen Therapie. Springer, Berlin Heidelberg New York Tokyo

Fürstenau P (1990) Entwicklungsförderung oder Defizienzorientierung? Plädoyer für zielgerichtetes psychoanalytisch-therapeutisches Handeln. In: Streeck U, Werthmann H-V (Hrsg) Herausforderungen für die Psychoanalyse. Pfeiffer, München

Grotstein JS (1985) Splitting and projective identification. 3rd edn. Aronson, New York London

Guntrip H (1977) Schizoid phenomena, object relations and the self. Hogarth, London

Heigl-Evers A, Heigl FS (1980) Zur Bedeutung des therapeutischen Prinzips der Interaktion. In: Haase H-J (Hrsg) Psychotherapie im Wirkungsbereich des Krankenhauses. Perimed, Erlangen

Heigl-Evers A, Heigl FS (1987) Die psychoanalytisch-interaktionelle Therapie. Eine Methode zur Behandlung präödipaler Störungen. In: Rudolf G et al. (Hrsg) Psychoanalyse der Gegenwart. Vandenhoeck & Ruprecht, Göttingen

Heigl-Evers A, Heigl FS (1988) Zum Prinzip „Antwort" in der psychoanalytischen Therapie. In: Klussmann R et al. (Hrsg) Aktuelle Themen der Psychoanalyse. Springer, Berlin Heidelberg New York Tokyo

Janssen PL (1987) Psychoanalytische Therapie in der Klinik. Klett-Cotta, Stuttgart

Janus L (1986) Zur Geschichte der psychoanalytischen Behandlungstechnik. Forum Psychoanal 2:1

Kernberg OF (1978) Borderline-Störungen und pathologischer Narzißmus. Suhrkamp, Frankfurt

Kernberg OF (1981) Objektbeziehungen und Praxis der Psychoanalyse. Klett-Cotta, Stuttgart

Kernberg OF (1988) Schwere Persönlichkeitsstörungen. Theorie, Diagnose, Behandlungsstrategien. Klett-Cotta, Stuttgart

Khan MMR (1977) Selbsterfahrung in der Therapie. Kindler, München

Lichtenberg JD (1987) Die Bedeutung der Säuglingsbeobachtung für die klinische Arbeit mit Erwachsenen. Z Psychoanal Theor Prax 2:123

Moser T (1986) Das erste Jahr. Eine psychoanalytische Behandlung. Suhrkamp, Frankfurt

Moser T (1987) Der Psychoanalytiker als sprechende Attrappe. Suhrkamp, Frankfurt

Ogden TH (1982) Projective identification and psychotherapeutic technique. Aronson, New York London

Pesso A (1986) Dramaturgie des Unbewußten. Eine Einführung in die psychomotorische Therapie. Klett-Cotta, Stuttgart

Rohde-Dachser C (1983) Das Borderline-Syndrom. 3. Aufl. Huber, Bern Stuttgart Wien

Rosenfeld H (1987) Impasse and interpretation. Routledge, London New York

Segal H (1983) Melanie Klein. Fischer, Frankfurt

Stork J (Hrsg) (1986) Zur Psychologie und Psychopathologie des Säuglings. Frommann, Stuttgart

Volkan VP (1978) Psychoanalyse der frühen Objektbeziehungen. Klett-Cotta, Stuttgart

Watzlawick P (1977) Die Möglichkeit des Andersseins. Huber, Bern Stuttgart Wien

Watzlawick P, Beavin JH, Jackson DD (1969) Menschliche Kommunikation. Huber, Bern Stuttgart Wien

Watzlawick P, Weakland JH, Fisch R (1974) Lösungen. Huber, Bern Stuttgart Wien

Weiss J, Sampson H et al. (1986) The psychoanalytic process. Guilford Press New York London

Winnicott DW (1974) Reifungsprozesse und fördernde Umwelt. Kindler, München

Winnicott DW (1976) Von der Kinderheilkunde zur Psychoanalyse. Kindler, München

Die Funktion des Rahmens der Therapie bei Borderlinepatienten

W. Trimborn

Eine ambulante Behandlung bei Patienten mit einer frühen, insbesondere einer Borderlinestörung ist oft gar nicht möglich bzw. kommt nicht zustande. Meist geht der ambulanten Behandlung eine stationäre Behandlung zur Bewältigung einer akuten Krise voraus, die oft erst nach einem Suizidversuch oder einem Zusammenbruch nicht mehr zu verleugnen ist. Wir können daher auf die Möglichkeit einer stationären Behandlung nicht verzichten. Vor einigen Jahren habe ich mich in einer Arbeit (Trimborn 1983) mit spezifischen Problemen stationärer Psychotherapie bei Patienten mit einer Borderlinestruktur kritisch auseinandergesetzt. Ich meine, daß die Indikation zur stationären Psychotherapie nicht genügend hinterfragt wird und daß der therapeutische Anspruch oft weder dem eigenen Vermögen noch der Problematik gerecht wird.

In dieser Arbeit will ich versuchen, durch eine Differenzierung der Borderlinestörungen zu einer klareren Indikationsstellung zu kommen. Die Indikationsstellung kann und darf sich nicht mit einer diagnostischen Einschätzung begnügen. Vielmehr muß darüber hinaus die Frage gestellt werden, ob das Setting bzw. welches Setting der spezifischen Problematik entspricht. Gerade bei den Borderlinestörungen sind der Rahmen und seine Funktion für den therapeutischen Prozeß von eminent wichtiger Bedeutung.

Symbolisierung und Übergangsraum

Wir sind gewohnt, die Störungen und Konflikte der Patienten v. a. interaktionell zu sehen, d. h. wir begreifen die Symptome und Konflikte als unbewußten Ausdruck traumatisierender Objektbeziehungen. Dieser Zugang wird in Beschreibungen deutlich, die von der Reinszenierung infantiler Situationen sprechen, die im Wiedererleben zugänglich und begreifbar werden sollen. Schon die theoretische Überlegung, daß hier abgegrenzte, stabile Objekt- und Selbstbilder vorauszusetzen sind, wirft die Frage auf, ob solch eine Sicht nicht etwas zu kurz greift. Meine klinischen Erfahrungen, aber auch die häufigen Rückfälle nach den Entlas-

---

* Der Beitrag stützt sich auf meine frühere Tätigkeit in der Abt. Psychotherapie und psychosomatische Medizin im Klinikum der Universität Freiburg und

a) ist eine gekürzte und veränderte Fassung eines Vortrags an der Psychiatrischen Univ.-Klinik „Burghölzli“, Zürich, vom 11. 01. 1984,

b) wurde als Vortrag auf der Fachtagung „Probleme der Integration von Psychiatrie und Psychotherapie“ der Tagesklinik Siegburg (08. 10. 1988) gehalten.

sungen haben in mir den Zweifel aufkommen lassen, ob diese Überlegungen zum Verständnis des Geschehens früher Störungen ausreichen.

1) Die Inszenierungen und das Agieren im stationären Bereich haben oft notfallartigen Charakter und sind Deutungen kaum zugänglich.
2) Patienten und Therapeuten beziehungsweise die Patienten und das Team geraten immer wieder in einen sich gegenseitig verstärkenden Zirkel, der zu einer zunehmenden Konfusion bis hin zu schweren Identitätszweifeln auch auf seiten des Teams führt. Man sucht dann den Ausweg in einem Neubeginn, z. B. durch die Einführung neuer therapeutischer Techniken.
3) Die therapeutischen Prozesse kulminierten immer wieder in einem Agieren in Form von Ausstoßungs- und Abspaltungsvorgängen. Selbstverständlich handelt es sich hier um grundsätzliche Schwierigkeiten, die auch die ambulante Therapie betreffen.

Green (1975) beschreibt die Grundstörung des Borderlinepatienten als eine fatale Alternative: einerseits droht ihm die Psychose, auf der anderen Seite das Sterben; d. h. entweder lebt der Patient in einer Beziehung, die psychotische Merkmale hat bzw. eine Abwehr gegen diese darstellt, oder aber ihm droht der totale Verlust, wenn ihm das Objekt in seiner Verfügbarkeit verloren geht. Es droht ihm dann der Sturz in eine leere, kalte und tote Welt. Green (1977) meint, daß bei den Borderlinepatienten eine Störung der Symbolisierung vorliegt. Nur wenn dieser Bereich entwickelt ist – so Winnicott –, können wir uns auf Objekte beziehen, d. h. eine Verbindung zwischen den inneren und äußeren Objekten herstellen und die Verbindung als lebendig, real und kreativ erleben, ohne lediglich reagieren zu müssen.

Ich verweise hier auf Winnicott (1955) und Balint (1968) und stelle fest, daß für frühgestörte Patienten Rahmen und Raum oder das Millieu der Therapie wichtiger sind als ein inhaltliches Verständnis der Äußerungen und Inszenierungen des Patienten, bzw. sie gehen diesem voraus.

Winnicott (1971, S. 11) betont, daß es nicht ausreicht, das psychische Leben unter dem Gesichtspunkt von Beziehungen, einer inneren und einer äußeren Realität zu beschreiben. Vielmehr darf ein intermediärer Bereich von Erfahrungen nicht außer acht gelassen werden, in den inneres und äußeres Leben einfließen. Er spricht in diesem Zusammenhang von einem Übergangsraum, den er als den Ort für das Spielen bezeichnet. Winnicott (1951, 1971) hat diesen Übergangsbereich und die darin angesiedelten Übergangsobjekte beschrieben, aber auch die Voraussetzungen genannt, die gegeben sein müssen, damit dieser so lebensnotwendige Bereich sich entwickeln kann. Es geht um einen kreativen Bereich, in dem der Mensch bzw. das Kind sich als lebendig und wirklich erfährt. Dabei geht es nicht um die Schaffung eines Kunstwerkes, sondern um die Tönung der gesamten Haltung gegenüber einer äußeren Realität.

Zur Theorie des Spielens sagt Winnicott (1971, S. 59):

> Das Spiel führt zu heftiger Erregung. Es ist jedoch hervorzuheben, daß es *primär nicht* deshalb erregend ist, *weil Triebe am Spiel beteiligt sind.* Der wesentliche Aspekt des Spiels liegt darin, daß es stets mit einem gewissen Wagnis verbunden ist, das sich aus dem Zusammenwirken von innerer Realität und dem Erlebnis der Kontrolle über reale Objekte ergibt.

Gerade diese Aussage macht deutlich, daß es sich dabei um einen psychischen Prozeß von höchster Brisanz und Labilität handelt.

An dieser Stelle möchte ich für mich feststellen, daß mir das Konzept von Kernberg nicht ausreicht, da er mehr die Bearbeitung der primitiven Objektbeziehungen als das Milieu der therapeutischen Situation betont. Doch wichtig ist Kernbergs Auffassung, die Borderlinestörung als eine aktive und stabile Abwehrorganisation auf primitivem Niveau zu begreifen. Wir verstehen frühgestörte Patienten in ihren Ängsten und Bedrohungen nur, wenn wir nicht allein die pathologischen Abwehrmechanismen wie Spaltung, Externalisierung, projektive Identifikation, Idealisierung, Omnipotenz und Verleugnung sehen und aufgreifen, sondern die zugrundeliegenden paranoiden Verfolgungsängste bzw. Schuldgefühle als einen Versuch auffassen, den primären Defekt („ein Loch" in der psychischen Struktur, Kinston u. Cohen 1987), psychotische Ängste (Winnicott) bzw. eine nicht integrierte Depression („primäre Depression"; E. Jacobson 1971) zu bewältigen. Dazu gehört das Wissen, daß die lärmende Symptomatik – so die Auslösung sekundären Hasses, also eines manischen Sadomasochismus; die Suche nach einer rein sinnlichen Lust, einer autoerotischen Erregung, die im Extremfall Organlust ist, die ohne Erbarmen ist und v. a. von einem Zögern gekennzeichnet ist, das Objekt zu lieben; so die Suche nach einem verlorenen Sinn durch vorzeitige Entwicklung der phantasmatischen und intellektuellen Fähigkeiten (Green 1983) – eine Kompensation und einen Restitutionsversuch darstellt, auch wenn dieser Versuch zu einer sekundären Desintegration beiträgt. Wir müssen diese primitive Abwehrorganisation kennen, aber auch die dahinterliegenden psychotischen Ängste und die Abwehr einer schweren Depression, die Furcht vor einer Leere, einem totalen Verlust. Diese Leere ist nicht allein auf dem Hintergrund zu sehen, daß das frühe, lebensnotwendige Objekt nicht in genügendem Maße zur Verfügung stand oder die Zerstörung nicht überlebt hat (Winnicott), d. h. nicht standgehalten hat. Vielmehr wird durch eine vorzeitige Reifung, Dissoziation und Abwehr ein *Bereich zerstört, wo die Symbolisierung angesiedelt ist, ein Zwischenbereich,* der erst die Trennung ermöglicht, weil er auch die Einheit symbolisiert.

Dieser skizzenhafte Rekurs muß genügen, den theoretischen Hintergrund für die nun folgenden Überlegungen anzudeuten.

Differenzierung der Borderlinestörung

Bevor ich versuche, meine Überlegungen zum Setting und zur Behandlung früher Störungen darzustellen, ist es notwendig, eine psychodynamische Differenzierung der frühen Störungen vorzunehmen. Ich habe eine Einteilung in 4 Gruppen vorgenommen. Diese etwas schematische Unterteilung soll uns jedoch helfen, zu einer klareren Vorstellung über die therapeutischen Schwerpunkte, Ziele und Rahmenbedingungen zu gelangen.

Gruppe 1: Hier fasse ich die Patienten mit einer schweren schizoiden Störung zusammen, die unter dem Gefühl von Unwirklichkeit leiden. Sie sind gekennzeichnet von einer Dissoziation ihrer Persönlichkeit, die einerseits in einer Überreife bzw. vorzeitigen Ich-Reifung und damit einer sensitiven Anpassung an ihre Umwelt, andererseits durch eine Hemmung der eigenen Emotionalität und der

Integration ihrer Triebentwicklung besteht. Daraus resultiert eine schwere Kontaktstörung und eine Isolierung der Persönlichkeit mit dem Gefühl einer Unlebendigkeit und Unwirklichkeit. Diese Patienten klagen u. U., nicht spielen oder träumen zu können, weshalb es ihnen auch schwer fällt, in Kontakt zu treten, ohne das Objekt zu kontrollieren und zu manipulieren oder sich dem Objekt durch Anpassung zu unterwerfen. Diese Patienten sehen wir im stationären Bereich oft nach einem Suizidversuch, wenn ihnen ein Objekt bzw. eine für sie notwendige Umgebung entglitten ist.

Gruppe 2: Diese Patienten lassen sich besser mit dem Konzept einer Störung im Bereich der Separations- und Individuationsentwicklung beschreiben. Während schizoide Patienten lange Zeit sozial integriert erscheinen und oft scheinbar ein erfolgreiches Leben führen, ist diese Gruppe übermäßig an ihr Zuhause, an die ursprünglichen Primärobjekte fixiert, auch wenn eine räumliche Trennung vorliegt. Die Genese ist nicht allein in einem Trauma angesiedelt, sondern in der pathogenen Struktur der Primärobjekte. Es handelt sich um Patienten, die Trennungsschritte vermeiden, weil Trennung einen Selbstverlust mit sich bringt und eine Bedrohung der nicht integrierten Selbst- und Objektanteile durch depressive Ängste auslöst, die dann zu Verfolgern werden. Diese müssen durch Agieren in Schach gehalten werden. Andererseits wehren sie durch eine Regression auf ein infantil-passives, parasitäres Verhalten Ängste der depressiven Position ab. Während der Kindheit und Jugendzeit fallen sie häufig durch ein stilles Angepaßtsein und durch eine Gefügigkeit auf bzw. – richtiger gesagt – nicht auf. Erst wenn von ihnen Schritte zu einem selbständigen Dasein verlangt werden, kommt es zu einer floriden Symptomatik, die sehr vielfältig und variabel ist.

Gruppe 3: Hierzu rechne ich die – um einen Begriff von Kernberg (1975) zu benutzen – Charakterstörungen auf niedrigem Niveau, also die infantil-hysterischen, dissozialen, chaotisch-triebhaften und Als-ob-Persönlichkeiten. Sie sind gekennzeichnet durch eine Zersplitterung in multiple Persönlichkeitsanteile. Die Prognose erweist sich oft als schlecht, wenn diese Zersplitterung nicht vorwiegend die Folge einer Abwehr gegen depressive Ängste und Schuldgefühle ist.

Gruppe 4: Kennzeichnend für diese Gruppe ist eine narzißtische Abwehr (pathologischer Narzißmus, Kernberg 1975), die sich gegen wechselseitige Objektbeziehungen richtet und eine Autonomie vortäuscht. Die Patienten kommen zur Aufnahme, wenn eine bestimmte Abwehr durchbrochen wurde, so daß primitive aggressiv-sexuelle Impulse durchbrechen und die zwanghafte oder phallisch-narzißtische Abwehrstruktur überrollt haben. Diese Impulse haben meist perversen Charakter, da hier die Aggression sexualisiert ist. Jede Beziehungsaufnahme bedroht das Gleichgewicht, zumal sie sich oft Partner aussuchen, die ihre Isolierung durchbrechen sollen. Während die vorangegangenen Gruppen vor der Zerstörung der Grenzen Ausstoßungs- und Spaltungsprozesse in Gang bringen, wodurch eine gewisse Stabilisierung vor der drohenden Konfusion und Verwirrung erreicht wird, gefährdet die letzte Gruppe wie keine andere im stationären Bereich die narzißtische Identität der Gesamtgruppe. So initiieren diese Patienten immer wieder sadistische Durchbrüche bei den Mitpatienten und dem Team, die zu einer Verletzung der eigenen Integrität und zu einer tiefen Beschämung führen, da ein bisher existierendes Idealbild durchbruchshaft zerstört wird.

Rahmen und Raum als Bestandteile des therapeutischen Prozesses

Für alle von mir genannten Gruppen der Borderlinepatienten gilt, daß – entsprechend der Richtlinien von Kernberg (1975) – nicht in erster Linie unbewußte Konflikte zu bearbeiten, unbewußtes Material zu deuten und genetisch zu verstehen sind. Eigentlich dürfen wir hier nicht von unbewußten Konflikten sprechen, da es sich dabei eher um eine Abwehrorganisation handelt. Dieser grundlegende Fehler ist häufig im Bereich stationärer Psychotherapie zu beobachten, wenn das Agieren als die Reinszenierung infantiler Konflikte aufgegriffen wird. Dabei wird das dramatische, aufregende und so ins Auge stechende Material als Ursache und weniger als kompensatorische Abwehr für eine tieferliegende Störung betrachtet. Wir müssen dem Patienten zuerst einen *strukturierten, stabilen Rahmen* zur Verfügung stellen, indem wir *Raum- und Zeitgrenzen* etablieren und eine *Kontinuität* in der therapeutischen Beziehung anbieten. Solange der Patient sich eines solchen kontinuierlichen Rahmens nicht sicher ist, muß er versuchen, den Therapeuten unter seine Kontrolle zu bringen bzw. ihn in seine Konflikte einzubeziehen. Dann droht die Gefahr eines Übertragungsagierens, einer pathologischen Regression und einer „folie á deux". Kernberg (1973, 1975) hat die Priorität der Arbeit an diesen Grenzen betont, wobei ich ihm nur zustimmen kann. Rahmen und Struktur des therapeutischen Angebots sind aber weder Selbstzweck noch sind sie ein Erziehungsinstrument, sondern sie dienen dazu,

1) ein *Hilfs-Ich* zur Verfügung zu stellen, das mit Hilfe von Kontinuität und Abgrenzung einer regressiven Entdifferenzierung entgegenarbeitet;
2) einen *Raum* zur Verfügung zu stellen, in dem der Patient schrittweise seine omnipotente Kontrolle aufzugeben vermag, seine Abhängigkeit zulassen kann, einen Raum, in dem der Patient spielen lernen kann, wodurch ein Kontakt zwischen seiner inneren Welt und den äußeren Objekten hergestellt wird und er so zu einer Repräsentanz und Symbolisierung von Einheit und Trennung gelangen kann, weil durch das Spiel eine Lokalisierung stattfindet (Winnicott 1971, S. 112).

Während der Rahmen sowohl für die ambulante wie auch für die stationäre Therapie unabdingbar und bei der Behandlung von frühen Störungen eine Conditio sine qua non ist, ist das Konzept des therapeutischen Raumes mit der Entwicklung eines Übergangsraums in seiner vollen therapeutischen Konsequenz nur im ambulanten Setting zu verwirklichen.

Gerade bei der Arbeit mit frühen Störungen ist das Zurverfügungstellen eines stabilen Rahmens, eines haltenden Settings Grundlage jeder Behandlung. Zu den stabilen Zeit- und Raumgrenzen gehört einerseits eine klare Struktur des therapeutischen Angebots einer Klinik. Diese Struktur muß vom Therapeuten und dem gesamten Team anerkannt und offen gegenüber dem Agieren des Patienten vertreten werden. Andererseits müssen das therapeutische Angebot wie auch der Rahmen zuverlässig und kontinuierlich sein. Der Rahmen darf nicht von dem aktuellen Geschehen geprägt sein. Nur ein kontinuierliches Angebot mit Grenzen, das dem Druck von Angst, Schuldgefühlen, Aggressionen und narzißtischer Verführung standhält, gibt dem Patienten die Sicherheit eines stabiles Objekts.

Die Bedeutung des Rahmens und Raumes für Borderlinepatienten

Lassen Sie mich wieder auf die verschiedenen Gruppen zurückkommen. Bei schizoiden Patienten gilt es, Bedingungen anzubieten und zur Verfügung zu stellen, damit sich ein solcher Raum entwickeln kann sowie erhalten wird und so die Dissoziation überbrückt werden kann. Nur wenn es dem Patienten gelingt, wieder Kontakt zu seinen abgespaltenen Anteilen, Kontakt zwischen seiner inneren Welt und den äußeren Objekten herzustellen, kann sich ein Gefühl von Wirklichkeit und Lebendigkeit entwickeln, das seine so lähmende Isolierung zu überwinden vermag. Schizoide Patienten haben ein sensitives Gespür für ihre Umgebung. Sie tasten uns ab, um sich anzupassen bzw. um uns und damit ihre abgewehrten Ängste zu kontrollieren. Übereilte Deutungen können einen reaktiven Als-ob-Dialog zwischen dem Therapeuten und dem Patienten in Gang setzen, aus dem die Person des Patienten für immer ausgeschlossen bleibt (Winnicott). Eine Deutung erweckt dann den Eindruck, als reagiere der Analytiker in einer Art Selbstverteidigung, und eine Veränderung des Rahmens und des Settings wird als eine Zerstörung des Objekts bzw. als Überwältigung des Selbst erlebt. An dieser Stelle müssen wir warten können und den Rahmen schützen, erst hinterher können wir versuchen, mit dem Patienten zu verstehen, was geschehen ist, und die unbewußten Prozesse deuten. Wenn wir uns zu früh als Übertragungsobjekt ins Spiel bringen, wenn wir zu früh als ein reales Objekt in einer dem Patienten nicht verfügbaren Welt erscheinen, dann geht dieser Übergangsraum verloren, weil sich der Patient auf diese Übergriffe durch sensitive Reaktionen einstellen muß.

Bei der Gruppe mit einer Störung der Separations- und Individuationsentwicklung besteht eine unbewußte Fixierung an das Primärobjekt – das ist i. allg. die Mutter –, weil eine abrupte Abwendung seitens des Primärobjekts stattgefunden hat und ein drittes stabiles Objekt, ein abgegrenzter Vater nicht zur Verfügung stand, der es dem Patienten als Kind ermöglicht hätte, zu einer Integration seiner Ambivalenz zu gelangen. Ein sicherer Rahmen, womit der Therapeut ein Nein des väterlichen Objekts einführt, schützt den Übergangsraum, der die frühe unabgegrenzte Mutter repräsentiert. Er schützt damit auch den Narzißmus des Patienten und verschafft dem Patienten die Möglichkeit, seine als destruktiv erlebte Ambivalenz zuzulassen und so die abgewehrte Depression in einer therapeutischen Beziehung zugänglich zu machen.

Das Nein bedeutet noch nicht, daß der Patient Grenzen, also die Realität anzuerkennen hat. Zuerst muß auf diesem Weg dem Patienten die Erkenntnis zugänglich gemacht werden, daß der Therapeut der ödipalen Struktur untersteht.[1] Der Therapeut drückt damit aus: Ich bin nicht allmächtig. Aber auch: Ich brauche dich nicht zum Überleben. – Damit eröffnet sich ein Ausweg aus einer zerstörerisch erlebten Alles-oder-nichts-Beziehung. Winnicott drückt das auf seine Weise aus, wenn er sagt: Das Kind braucht einen Vater, um die Mutter „human" zu machen und „das Element von ihr abzuziehen, das sonst magisch und potent wird und die Mütterlichkeit der Mutter verdirbt" (Winnicott 1961, S. 108).

---

[1] In meiner Arbeit (Trimborn 1987) *Der Analytiker, der Rahmen und die Öffentlichkeit. Der „Vater" in Kleist's „Prinz Friedrich von Homburg"* habe ich eingehend diese Thematik aufgegriffen.

Dieses Nein, das Eintreten für den Rahmen erfordert vom Therapeuten Mut und Unabhängigkeit. Die Patienten stellen uns immer wieder auf die Probe und, wenn es gut geht, wagen sie es, uns mit all ihrer Destruktivität zu konfrontieren. Der Therapeut muß dann zeigen, daß er den Rahmen auch gegen die Aggressionen der Mitpatienten trotz bestehender Angst vor Angriffen im Team und auch bei vorhandener Kritik an seiner Person vertreten kann, ohne sich an den Mitpatienten zu rächen oder sich gekränkt aus dem Team zurückzuziehen. Damit schafft der Therapeut einen Raum, der eingegrenzt ist, einen Raum, der auch geschützt ist vor den als überwältigen erlebten Ansprüchen. Wenn der Patient die Erfahrung seiner Destruktivität machen kann und das Objekt überlebt, kann er das Objekt in den Bereich der äußeren Welt außerhalb seiner Omnipotenz stellen und das Objekt gebrauchen (Winnicott 1971).

Für die erste Gruppe habe ich die Schaffung eines Übergangsraums in den Vordergrund gestellt, der einen kontinuierlichen Rahmen voraussetzt. Für die zweite Gruppe habe ich den stabilen Rahmen betont, der durch ein Nein des Therapeuten repräsentiert wird. Für beide Gruppen scheint mir aber eine langfristige ambulante Therapie allein das Setting zu sein, das dem Patienten die Sicherheit und die Möglichkeit bietet, in einem vorsichtigen, dem Entwicklungstempo des Patienten angemessenen Prozeß seine Kontrolle aufzugeben und Abhängigkeit zuzulassen, aber auch Trennung zu verarbeiten. Je weiter dieser Prozeß fortschreitet, um so gefährdeter sind diese Patienten, weil dann eine schwere Depression durchzubrechen droht. Eine Unterbrechung der Therapie, z. B. eine Entlassung oder ein Wechsel des Therapeuten in der Klinik, zerstört vorzeitig den Übergangsraum, und der Patient steht vor einer überwältigenden Leere, nachdem er seine Abwehr aufgegeben hat. Im günstigsten Fall stellt sich die alte Abwehrstruktur wieder ein, oft ist aber der Selbstmord der letzte Ausweg. Rosenfeld (1964b, S. 231f.) meint auch, daß bei diesen Patienten in der Zeit, in der die Spaltung nachläßt, ein akuter Verwirrungszustand durchzubrechen droht. Nur in einem sicheren Rahmen kann das Erwachen der abgespaltenen Aggressionen und der damit verbundene Verwirrtheitszustand zugelassen werden und sich als wertvoll erweisen.

Die 3. Gruppe – die Borderlinestörung im engeren Sinne – bedarf einer äußeren Strukturierung, um einer pathologischen Regression und damit einer weiteren Auflösung der Persönlichkeit Einhalt zu gebieten. Meist kommen diese Patienten bei einem drohenden Verlustereignis in eine Krise, die eine pathologische Regression und Fragmentierung in Gang setzt, die schließlich zu einer Aufnahme führt. Es sind die Patienten, die die Station und das Team durch ihr Agieren in einem permanenten Spannungs- und Erregungszustand halten. Hier gilt es, eine Struktur anzubieten und die Struktur in Form eines gegebenen Rahmens aufrechtzuerhalten, d. h., jetzt geht es nicht darum, den Patienten mit einem Nein zu konfrontieren, sondern die Therapie besteht in erster Linie in der Aufgabe, *unseren Rahmen,* unsere Struktur und damit unsere Identität gegenüber dem Patienten *zu bewahren,* ohne den Patienten zu überwältigen.

Mannoni (1970) weist darauf hin, daß, wenn der Rahmen der Institution zerbricht, der Patient der Welt seiner Phantome ausgeliefert ist. Wir müssen deshalb für unseren Rahmen eintreten, aber wir dürfen nicht erwarten, daß der Patient den Rahmen einhalten kann. Nur auf diesem Wege kann es gelingen, daß der Patient sein altes Strukturniveau wieder zurückgewinnt und vielleicht wieder in seiner Umwelt leben kann. Bei diesen Fällen geht es in erster Linie darum, einen weiteren Zerfall der Persönlichkeit aufzuhalten, ohne die dahinterliegende Störung bearbeiten zu können. Wenn es uns gelingt, durch aktive Einführung von Raum- und Zeitgrenzen dieser Desintegration entgegenzuwirken, können wir solchen Patienten helfen, Krisen zu überwinden. Nur so war es der Patientin, auf die ich gleich zu sprechen komme, möglich, den Verlust des für sie lebensnotwendigen Objekts zu überleben und nicht von einer als überwältigend erlebten Depression bedroht zu werden. Konzentrieren wir uns bei diesen Patienten jedoch mehr auf den Inhalt ihrer angebotenen Konflikte, so entwickelt sich bald ein Übertragungsagieren, das den gesamten stationären Bereich gefährden kann. Wir müssen uns als ein Objekt anbieten, das einerseits haltende Funktion hat, andererseits Begrenzungen einführt. Das Ergebnis hängt von der Fähigkeit des Patienten ab, ob er die Klinik als ein gutes, haltendes Objekt annehmen und dabei gleichzeitig ein Mindestmaß an Feindseligkeit gegenüber dem Therapeuten empfinden kann, der das ursprüngliche Objekt vertritt. Denn viele dieser Patienten können die Klinik nur mit einer gewissen Feindseligkeit verlassen (s. dazu Rosenfeld 1964b, S. 240). Ich meine, daß – wenn die Entlassung nicht ein endgültiger Bruch, eine beschämende Kränkung und Verletzung oder das Ergebnis von mehr oder weniger verdeckten Ausstoßungsprozessen sein soll – auf diesem Wege dem Patienten erst die Möglichkeit eröffnet wird, sich Ersatzobjekten zuzuwenden. Nur so kann sich eine Fixierung an die Klinik aufgrund der abgewehrten frühen Ambivalenz und der damit verbundenen unbewußten Schuldgefühle vermindern.

Lassen Sie mich eine Patientin vorstellen, die der 3. Gruppe zuzurechnen ist. Bei ihr, Frau B., mußten wir, wie bei keinem anderen Patienten darauf achten, den Rahmen zu erhalten, Grenzen zu ziehen, um eine pathologische Regression zu vermeiden und – wenn möglich – eine Restitution auf dem alten Niveau herzustellen.

Die 30jährige Frau B. (Vater Italiener) war uns nach dem 3. Selbstmordversuch von einem Landeskrankenhaus mit der Diagnose „manisch-depressiv" überwiesen worden.

Frau B. war schon zum 1. Aufnahmegespräch 40 min zu spät gekommen. Während ihres Aufenthalts fiel auf, daß sie Grenzen nicht einhalten konnte, ja, daß solche für sie gar nicht existierten. Nur während der Gruppensitzungen und nachts hielt sie sich in der Klinik auf. Immer mußte sie etwas für andere besorgen oder nach ihren Katzen schauen. Sie entzog sich damit jedem verbindlichen Kontakt. Durch ihr provokativ-chaotisch-grenzenloses Verhalten verschaffte sie sich Aufmerksamkeit und in einer Sündenbockrolle entlastete sie immer wieder die Schwachen in der Gruppe, aber auch die Therapeuten, wenn diese von der Gruppe attackiert und kritisiert wurden. Mit Katastrophenmeldungen hielt sie die Umgebung in aufgeregter Anspannung. Mit diesen Katastrophen legitimierte sie aber auch ihr Chaos und lenkte unsere Aufmerksamkeit von den dann doch so unwichtigen Regelverletzungen ab. Immer wieder suchte sie die Therapeuten auf diese Weise zu Gesprächen außerhalb der angegebenen Zeiten zu gewinnen. Sie brachte die Mitpatienten, die diensthabenden Ärzte der psychiatrischen Klinik, ja einen Rechtsanwalt dazu, für sie einzutreten und uns ihre doch so schwierige Lage vorzuhalten.

Es war schwer, dem Druck zu widerstehen, da ihr Chaos einerseits aggressive, andererseits geradezu liebenswerte und komische Züge hatte, womit sie es immer wieder schaffte, unsere Aggressivität in ein freundlich-nachsichtiges Lachen zu verwandeln. So gelang es ihr, ihre und unsere heftigen Impulse und Ohnmachtsgefühle zu entschärfen, aber auch zu verleugnen. Immer wieder verführte sie uns zur Nachsicht, womit ihr einerseits gedient war, weil sie sonst überfordert gewesen wäre, aber andererseits bestand die Gefahr, damit die Grenzen aufzulösen, d. h. es drohte eine gegenseitige Konfusion. Erst nach Wochen konnte sie nach sich wiederholenden, von ihr inszenierten Mißverständnissen einen Termin zu einem Einzelgespräch wahrnehmen. Symbolisch stellte sie ihre Ich-Schwäche und strukturelle Störung mit einem Plakat der Antikernkraftbewegung dar, das die Bedrohung einer Explosion durch feine Haarrisse im benachbarten Kernkraftwerk anprangerte. Anschaulich demonstrierte sie hier die Gefahr, daß der Rahmen dem inneren Druck möglicherweise nicht standhalten könnte.

Lange Zeit mußten wir flexibel und pragmatisch mit ihrem Agieren umgehen, aber die Struktur des Settings durften wir nie aus dem Auge verlieren. Die Eingrenzung und die Betonung des Rahmens sollte sich in Zukunft als die wesentliche therapeutische Hilfe erweisen. Indem wir auf die Einhaltung der Zeiten bestanden, schützten wir sie auch vor den realen und projizierten gierigen Ansprüchen ihrer Familie und vor der Verschmelzung mit dem familiären Chaos. Es kam zu einer bedrohlichen Steigerung ihres Agierens, als sie berichtete, daß ihr Großvater krank sei, sich mit einem Messer in den Bauch gestoßen und versucht habe, aus dem Fenster zu springen. Schließlich berichtete sie der Nachtwache, daß sie ihm Valium ins Bier gegeben habe, um ihn vor Schmerzen zu schützen, aber auch um seinen bervorstehenden Tod zu beschleunigen.

Jetzt informierten wir ihre Mutter über die Geschehnisse, die daraufhin die Patientin anzeigte. Wir hatten diesen Schritt unternommen, um sie erstens von der Sorge um den todkranken Großvater zu entlasten; zweitens um sie vor ihrem Agieren zu schützen, mit dem sie dem drohenden Verlust zuvorzukommen und ihn zu kaschieren suchte; drittens wollten wir eine Grenze ziehen zwischen ihrem chaotischen Zuhause und dem therapeutischen Raum, d.h., wir versuchten auf diese Weise, uns nicht von ihr in die familiären Belange hineinziehen zu lassen; viertens zeigten wir damit auch, daß wir ihre Berichte ernst nahmen und die Geschehnisse nicht verleugneten bzw. bagatellisierten. Denn sie verführte ihre Umgebung und auch uns immer wieder dazu, das Ganze als eine komisch-schaurige Gruselgeschichte abzutun. Indem wir also die äußeren Ereignisse auf diese Weise ansprachen, verleugneten wir nicht ihre innere Not. Hätten wir aber eingegriffen, so hätten wir uns ganz auf die äußere Ebene begeben. Fünftens konnte auf diesem Wege ihre Unschuld am Tod des Großvaters sichtbar gemacht werden, was ja v.a. für die Zeit danach wichtig war. So war dann die Patientin auch von der Polizei wegen eines möglichen Mordanschlags kurz verhört worden.

Auch zu dieser Zeit faszinierte sie uns weiterhin mit ihrem grotesk-komischen Schauspiel. Sie entschuldigte einmal ihr Zuspätkommen damit, daß sie die Kriminalpolizei zu Hause noch zu einem Schnaps eingeladen habe. Wir vereinbarten schließlich mit ihr ein einwöchiges Ausgehverbot. Zum ersten Mal ging sie früh ins Bett, zog sich still zurück. Die durch den bevorstehenden Tod des Großvaters ausgelöste und durch das Agieren abgewehrte Depression zeigte sich auch in einem Traum – es war der einzige, den sie berichtete –, in dem sie in einem Auto in den hiesigen Fluß gestürzt war und zu versinken drohte. Der Großvater wurde schließlich durch den Hausarzt ins Landeskrankenhaus eingewiesen, wo er wenige Tage danach starb.

Erst im nachhinein haben wir verstanden, daß die Patientin dem bevorstehenden Verlust durch ein omnipotent-manisch-destruktives Verhalten mit regressiven Verschmelzungswünschen zuvorzukommen suchte. So hatte sie auch den Gedanken geäußert, sich zugleich mit dem Großvater und ihren Katzen einzuschläfern. Lange Zeit herrschte bei ihr eine Verwirrung, ob sie ihn nicht doch mit den Tabletten umgebracht habe, und sie klagte sich an, daß ihr Großvater nun in einem Krankenhaus gestorben sei. Nach dem Tod verbrachte sie viele Tage im Bett und kam selbst zur Beerdigung zu spät. Sie wollte nicht mit der Familie gemeinsam am Grab erscheinen, offensichtlich um den Großvater nicht mit der Familie teilen zu müssen, aber auch um den Abschied zu umgehen. Nachdem diese Geschehnisse zu einem Abschluß gekommen waren, stabilisierte sich die Patientin. Sie wurde ruhiger, wirkte ausgeglichener und wieder gefestigt. In einer ambulanten Gruppe wurde sie von uns nachbetreut.

An diesem Fall läßt sich zeigen, daß eine tiefere Bearbeitung der frühen Depression unmöglich war. In erster Linie ging es darum, der Patientin eine strukturierte Beziehung anzubieten, die es ihr ermöglichte, den bevorstehenden Verlust des Großvaters, den sie wie ein Kind pflegte, zu überleben. Er war für sie ein Selbstobjekt, er war ihr abgewehrter kindlicher Teil, ein immer verfügbares und kontrollierbares Objekt; vielleicht so etwas wie ein Übergangsobjekt. Das Nein, der Rahmen der Station, schützte sie vor einer weiteren Regression und einer Ausuferung ihres Agierens. Zugleich schützte der Rahmen sie vor ihren als destruktiv erlebten Abhängigkeitswünschen und -ängsten uns gegenüber, aber auch vor einer chaotischen Verschmelzung und Kollusion mit der familiären Situation ausgehend von den realen und projizierten Ansprüchen. Der klare Rahmen und das ausgesprochene Nein erlaubten ihr zugleich in einem gewissen Maße, ihre Ambivalenz einem Objekt gegenüber zuzulassen und zu überstehen. Dadurch erlebte sie auch eine narzißtische Aufwertung.

Bei der 4. Gruppe, die sich durch eine narzißtische Abwehr auszeichnet, welche oft durch perverse Züge gekennzeichnet ist, scheint mir das therapeutische Ziel im stationären Setting meist nur die Wiederherstellung der alten Abwehr sein zu können. Ich meine, daß dies v. a. das Wiedererrichten einer Distanz in Form eines stabilen Satellitendaseins ist, da nur so Ängste dieser Patienten vor Verlust und vor Nähe zu mäßigen sind. Nur so können sie das prekäre Gleichgewicht zwischen Leere und Überwältigung lösen. Solange sie sich nicht bedroht fühlen, halten sie sich oft geradezu sklavisch, aber auch unauffällig an die Ordnung der Klinik. Sie sind immer da, aber nehmen eigentlich an dem Geschehen nicht teil, d. h., sie nehmen nicht wirklich Kontakt mit ihrer Umwelt auf. Die Gefahr besteht darin, daß das Team oder die Mitpatienten mit ihrem therapeutischen Bestreben in sie einzudringen suchen, weil nichts passiert. Die Patienten sind da, doch wir stellen nach Wochen oder Monaten fest, daß sich nichts bewegt hat. Der Impuls, jetzt aktiver auf den Patienten zuzugehen, wird um so stärker, je mehr diese Patienten sich entziehen, sich still, hilflos-auffordernd und doch unzugänglich erweisen. Gerade dadurch verwandelt sich ein Zustand von ohnmächtiger Hilflosigkeit in ein pervers-sadomasochistisches Agieren, das beide Seiten extrem gefährdet.

Im Umgang mit diesen Patienten ist es notwendig, die Mitpatienten, das Team, aber auch unerfahrene Therapeuten vor ihrem Eifer zu schützen. Weil wir in unserem Wunsch nach Kontakt und Anerkennung dazu getrieben werden, aber auch aus Angst und Schuldgefühlen – d. h. infolge unserer eigenen unbewußten Konflikte –, und weil wir diese Beziehungslosigkeit als eine Bedrohung erleben, werden unsere therapeutischen Aktivitäten oft zu einem gewaltsamen Eindringen. An dieser Stelle müssen wir uns auch fragen lassen, inwieweit wir unseren Beruf als Vehikel nutzen, intimen emotionalen Kontakt mit Abhängigen zu haben. Der Therapeut muß dem Patienten seinen Raum belassen können, z. B. sein Bett, sein Zimmer, sein Schweigen. Er muß ihn auch vor den Mitpatienten schützen, wenn deren Bemühungen in ohnmächtige Angriffe umzukippen drohen. Zu intensive therapeutische Angebote bedeuten hier Übergriffe und resultieren oft aus einem nicht wahrgenommenen Gefühl von Ohnmacht, dem wir dadurch zu begegnen suchen, indem wir die Mauer, die der Patient errichtet hat, durchbrechen wollen. Aber gerade diese Abwehr müssen wir respektieren, sonst werden wir zum Verfolger. Wenn wir dann plötzlich von unserem eigenen Sadismus überrascht werden, sind wir zutiefst in unserem Selbstwertgefühl bedroht.

Zuletzt möchte ich darauf hinweisen, daß manche Patienten – insbesondere die der Gruppen 3 und 4 – auf den Halt einer Institution angewiesen sind und bleiben, weil die Institution auch eine Distanz bietet, die solche Patienten brauchen. Ein zu intensiver therapeutischer Kontakt – wie jede personale Beziehung – stellt eher eine Bedrohung als eine Hilfe dar. Kliniken, die den Kontakt mit der Umwelt des Patienten zu halten suchen, v. a. aber betreute Wohngruppen sind wichtiger und der Störung angemessener als der Versuch, durch eine intensive psychotherapeutische Arbeit die Konflikte bearbeiten zu wollen. Andererseits tragen die klassischen Kliniken eher zu einer Infantilisierung bei, da sie den Patienten ganz aus seiner Umgebung herausnehmen und ihm jede eigene Verantwortung entziehen. Doch besteht auch hier das Problem einer langfristigen, u. U. lebenslangen Unterstützung. So bleibt anzumerken, daß in diesem Bereich ein erheblicher Mangel an geeigneten Institutionen besteht, die solchen Menschen eine Stütze geben könnten.

Während die 3. Gruppe wegen der starken Neigung zum Agieren und ihrer Unfähigkeit, einen vorgegebenen Rahmen annehmen zu können, kaum im ambulanten Setting zu halten ist, fühlt sich die 4. Gruppe nicht allein durch Verlust und Trennung, sondern in extremer Weise durch jede intensive Beziehung bedroht. Das ambulante Setting kann nur angenommen werden, wenn der Therapeut fähig ist, mit dieser schwierigen Nähe-Distanz-Problematik umzugehen. Eine Institution dagegen bietet Schutz und Sicherheit gegen das Alles-oder-Nichts einer parasitären Dualunion bzw. gegen das Hochkommen paranoider und depressiver Ängste (Jaques 1955).

Nach Auffassung von Bleger (1966) integriert das Individuum die Institution in sein Unbewußtes wie ein Körperschema, er sucht in der Institution Rückhalt, Absicherung, Zugang zur Gesellschaft und nimmt sie als Bezugspunkt für seine Identität; es findet in ihr die Antwort auf die Frage, was es sei. Je unausgereifter die Persönlichkeit, desto enger ist der Zusammenhalt mit der Institution, die als Teil der Persönlichkeit erlebt wird (Bleger 1966, zit. nach Mannoni 1970, S. 135). Dieses Zitat belegt, mit welch einer schwierigen Aufgabe Institutionen konfrontiert sind. Die in Institutionen arbeitenden Mitarbeiter brauchen ein Verständnis für ihre schwere Arbeit, das die Belastungen, denen sie ausgesetzt sind, mitträgt.

Am Ende meiner Überlegungen möchte ich mit einer gerafften Darstellung versuchen, anschaulich zu machen, warum ich der Meinung bin, daß u. U. nur das ambulante Setting einen Rahmen und Raum zur Verfügung stellen kann, der der Störung und dem Bedürfnis eines Borderlinepatienten einigermaßen gerecht wird. Im ambulanten Setting ist nicht allein die langfristige Kontinuität eher gesichert; darüber hinaus kann der therapeutische Raum leichter von Übergriffen, die der Patient u. U. selbst hervorruft, freigehalten werden. In schwierigen Phasen müssen aber der Patient wie auch der Therapeut ohne die Absicherung einer Klinik auskommen, was für beide Seiten wiederum eine Belastung mit sich bringt.

Die 45jährige Frau meldete sich in unserer Klinik nach einem ernsten Suizidversuch. Nach dem ersten Vorgespräch lehnte ich trotz ihrer schwierigen Lage eine stationäre Behandlung ab. Obwohl sie mich heftig bedrängte, blieb ich dabei, da ich befürchtete, daß diese Frau aufgrund ihrer ausgeprägten sthenisch-masochistischen Struktur und regressiven Abwehr auf die Dauer die jungen Mitpatienten zu aggressiven Angriffen gegen sich mobilisieren würde. Ich riet ihr damals dringend zu einer ambulanten Therapie. Dann hörte ich nichts mehr von ihr.

Nach fast 4 Jahren – ich hatte mich gerade in einer eigenen Praxis niedergelassen – meldete sich die Patientin unvermutet wieder. Nicht ohne Bangen erinnerte ich mich sofort an sie. Sie war inzwischen nach einem zweiten, schweren Suizidversuch wieder in eine psychosomatische Klinik gekommen, wo sie schon nach dem oben erwähnten Vorgespräch in stationärer Behandlung war. Dort hatte sie von meiner Niederlassung gehört. Sie kam dann knapp 5 Jahre in eine 1stündige Therapie, die sie weitgehend selbst finanzierte.

Frau N. stammt aus einem großbürgerlichen Haus. Ihre Kindheit muß ich in Kürze als eine Broken-home-Situation kennzeichnen. Ihr Leben ist von masochistischen Beziehungen mit autodestruktivem Charakter gekennzeichnet. Die Problematik und Struktur lassen sich kurz anhand ihrer Beziehung darstellen, wie sie diese beschrieb. Nach der Eheschließung sperrte ihr erster Mann sie ein, da er auf einem Abbruch der Schwangerschaft bestand, und prügelte sie 2mal krankenhausreif. Sie erlitt mehrere Knochenbrüche. Die sadomasochistische Struktur zeigte sich am deutlichsten in einer von ihr berichteten Szene. So habe ihr Mann eine brennende Zigarette auf ihrer Hand ausgedrückt, um sie zum Schreien zu zwingen, was sie aber nicht getan habe. Ihr zweiter Mann brachte das gesamte Vermögen durch, wofür sie haftete, und setzte sich vor Jahren wegen großer Schulden ohne Ankündigung ins Ausland ab.

Mit eigenen Kräften habe sie sich und ihre häufig kranke Tochter durchs Leben gebracht. Von ihren geschiedenen Eltern fühlte sie sich im Stich gelassen und verstoßen, weshalb sie mit ihnen in einem anhaltenden vorwurfsvoll-anklagenden Clinch lag. Als ihre Tochter ins Gymnasium kam, begann sie ein Studium. Kurz vor ihrem Studienabschluß heiratete die Mutter von Frau N. wieder. Zugleich eröffnete sie der Patientin, daß ihr Vater nicht ihr leiblicher Vater sei. Nach der Abreise der Mutter beging sie ihren ersten Suizidversuch. Seither war sie immer wieder in psychotherapeutischer Behandlung – auch mehrmals stationär – und konnte kaum noch längere Zeit einer geregelten Arbeit nachgehen.

Zwischen Frau K. und ihrer Tochter war es inzwischen zu immer heftigeren Auseinandersetzungen gekommen. Der chaotische Clinch von gegenseitiger verleugneter Abhängigkeit und Manipulation, Abgrenzungs- und Ausstoßungsversuchen gipfelte schließlich zu Weihnachten in einem erneuten Selbstmordversuch, der einen längeren Aufenthalt auf einer Intensivstation nötig machte. Das war die Situation, in der sich Frau K. befand, als sie sich bei mir 4 Jahre nach der ersten Begegnung meldete und auf einer Behandlung bestand: dies sei ihr letzter Versuch.

In der Therapie ging es lange Zeit nur darum, der Patientin bei der Strukturierung der Beziehung zu ihrer Tochter behilflich zu sein, ihre gegenseitigen Ängste und Wünsche zu verstehen. Ich mußte zugleich darauf achten, daß die Konflikte der Tochter die Therapie nicht sprengen würden, ohne mich zu einem aktiven Eingreifen hinreißen zu lassen. Es geschahen schlimme Dinge, die mit der Flucht der Tochter aus Freiburg endeten. Aber auch die Patientin selbst reagierte mit multiplen psychosomatischen Erkrankungen und autodestruktiven Verletzungen: so erlitt sie 2mal komplizierte Knochenbrüche (bisher hatte sie schon 12 hinter sich). Es ging darum, die versteckten, gierig-aggressiven Ansprüche der Patientin zu verstehen und ihrem still-aggressiven Vorwurf standzuhalten, insbesondere vor und nach Unterbrechung der Therapie durch Feiertage oder Urlaub. So mußte ich viel Kraft darauf verwenden, den therapeutischen Rahmen aufrechtzuerhalten. Die therapeutische Beziehung suchte sie einerseits immer wieder zu einem freundschaftlichen Kontakt umzustrukturieren, andererseits überschwemmte sie mich mit primär-prozeßhaftem Material. Viele Stunden füllte sie mit unendlichen, beängstigenden und aufregenden Träumen.

Eines Tages – nach einem guten Jahr – entdeckte sie in einer Seitenstraße um meine Praxis mein Auto, einen Campingbus. Zum ersten Mal sprach sie davon, nachdem ich den Rahmen der therapeutischen Situation durch ein Nein schützen mußte. Der Bus wurde nun zu einem Symbol von Geborgenheit und Ausgeschlossenheit, und sie fühlte sich durch die Tatsache, daß es diesen Bus gibt, von mir angegriffen. Sie klagte mich über Wochen an, daß ich ihr absichtlich den Bus in den Weg stelle, und fragte voller Anklage, warum ich ihr solche Schmerzen zufüge. Aus ihren verwirrenden Berichten wurde mir nach einiger Zeit klar, daß sie geradezu nach dem Bus suchte und in den Bus hineinkroch, um in ihm irgend etwas zu entdecken, so z. B. den Kindersitz oder einen Turnbeutel. Alles das löste in ihr heftige Wünsche nach einem Zuhause aus, immer dabeizusein, die sich in ihren Träumen darstellte. Aber gerade diese Wünsche, die sie so vor sich und mir verbergen mußte, verstärkten ihre aggressiven Gefühle gegen den Bus, und sie hatte Impulse, auf ihn einzuschlagen, ihn zu beschädigen. Sie sah die Stadt nur noch voller Busse, von denen es in unserer Stadt nicht wenige gibt. Sie äußerte zeitweise die fast wahnhafte Überzeugung, daß alles von mir geplant sei, daß ich sie zermürben wolle. So schwankte sie zwischen einem paranoiden Verfolgungswahn und maßlosem Haß, die Träume von Sehnsucht und Geborgenheit in ihr auslösten, welche sie vor sich und mir verbergen und verleugnen mußte.

Der Bus war nun fast 2 Jahre lang jede Stunde Thema. Das bedeutete aber auch, daß er immer anwesendes Objekt war, auch wenn sie sich von ihm – und so durch mich – verfolgt fühlte. So war er auch ein Schutz vor einem Sturz in eine leere Welt. Auf diesem Weg gelang es der Patientin, einen bisher nicht gekannten Zugang zu ihren abgewehrten Wünschen und Ängsten nach und vor Abhängigkeit zu gewinnen, die sich auch in dem Impuls äußerten, ganz einzudringen. Sie erlebte diese Wünsche als destruktiv, weswegen es in der Folge zu schweren depressiven Verstimmungen kam.

Es war schwer, ihr eindringendes Verhalten in meinen Bereich mit den damit verbundenen heftigen Vorwürfen auszuhalten. In ihrem Denken nahm sie auch den Bus völlig für sich in Anspruch, es wurde ganz ihr Bus. So war der Bus nicht nur ein Symbol für den Körper ihrer Mutter (Klein 1930), sondern auch für den eigenen, den sie in aggressiv-erbarmungsloser Liebe zu erforschen und zu kontrollieren suchte, wodurch sie sich aber immer wieder von innen und außen verfolgt fühlte. Die Verfolgungsängste und die damit abgewehrten Depressionen hätten wie in ihrer Familie und ihren Ehen mit den Mitpatienten zu höchst destruktiven Ausstoßungsvorgängen geführt. In der Einzeltherapie aber konnte sie diesen Weg benutzen. Wenn ein Patient es wagt, sich auf die therapeutische Beziehung einzulassen, ohne sie total kontrollieren zu können, wenn er beginnt, Abhängigkeit zuzulassen und wahrzunehmen, dann mobilisiert eine Regression auf eine solche Ebene Ängste paranoider und depressiver Art, die im stationären Bereich wegen der unsicheren Grenzen für alle Seiten bedrohlich werden und heftigste Gegenreaktionen auslösen. Damit wird ein Zirkel in Gang gesetzt, der in Ausstoßungsprozessen münden muß.

Ich meine, daß die Patientin im stationären Bereich nie ein solches Gefühl von Abhängigkeit hätte zulassen können und daß eine Übertragung mit psychotischen Zügen, mit diesen Verfolgungsängsten weder für mich noch für das Team und die Mitpatienten aushaltbar gewesen wäre. Die eindeutigen Abgrenzungen verminderten ihre Ängste, mit der Umgebung zu verschmelzen und alles durch ihre Aggressivität zu zerstören. Jetzt konnte die Patientin das Wagnis der Verbindung und Berührung ihrer inneren Welt mit einem Nicht-Ich-Objekt eingehen, wobei mein Bus ein Übergangsobjekt darstellte, das sie für ihre Ich-Entwicklung benutzte. So konnte sie sich – wie Yahalom formuliert (zit. nach McDougall 1978, S. 355) – an etwas Konkretem, das ihren Sinnen unmittelbar zugänglich war, festhalten, damit sie nicht von archaischem Material überschwemmt wurde. Die Patientin hatte die Chance, in einem Übergangsraum das Übergangsobjekt Bus zu erfinden und zu benutzen, um zu einer Entdeckung der Mutter, des Körpers der Mutter und somit ihres eigenen Körpers zu gelangen. So konnte sie z.T. ihre Beziehung zu ihren Eltern klarer gestalten. Wenn hier eine Integration gelungen ist und die Patientin positive Repräsentanzen bewahren konnte, kann sie die Trennung von ihrer Tochter überleben.

Ich möchte die Bewertung und Einschätzung des Verlaufs offen lassen: ob die therapeutische Beziehung zu einer inneren Entwicklung beigetragen hat oder ob die therapeutische Beziehung ein Ersatz für ihre Tochter war, deren mit der Pubertät beginnenden Selbständigkeitsbestrebungen die Patientin extrem bedroht und beide in einen unlösbaren destruktiv-regressiven Sog gestürzt hatten. McDougall (1978, S. 371) sieht einen Grund für den Zusammenbruch von Objektbeziehungen in dem „Versuch, äußere Objekte wie symbolische Objekte zu behandeln und damit eine *psychische* Kluft zu überbrücken". Es sind „Versuche, Ersatzobjekten in der Außenwelt die Aufgaben von symbolischen Objekten zu übertragen, die in der psychischen Innenwelt entweder fehlen oder beschädigt sind" (1978, S. 357).

Die ambulante Therapie war mit fast 5 Jahren lang genug, daß Tochter und Mutter jeweils ihr eigenes Leben, aber auch ihr Miteinander neu strukturieren konnten. Das Übergangsobjekt Bus stand auch für die Tochter der Patientin, denn es verlor seine Bedeutung, nachdem – wie ich im voraus vermutet hatte – die Tochter wieder nach Freiburg zurückgekehrt war, ein geregeltes Studium aufnahm und auch die Beziehung zu ihrer Mutter aktiv gestaltete.

Literatur

Balint M (1973, [1]1968) Therapeutische Aspekte der Regression. Rowohlt, Reinbek

Bleger J (1966) Psycho-analysis of the psycho-analytic frame. Int J Psychoanal 48:511–519

Green A (1975) Analytiker, Symbolisierung und Abwesenheit im Rahmen der psychoanalytischen Situation. Psyche 29:503–541

Green A (1977) The borderline concept. In: Hartocollis P (ed) Borderline personality disorders. Int Univ Press, New York

Green A (1978) Potential space in psychoanalysis: the object in the setting. In: Grolnick SA, Barkin L (1978) Between reality and fantasy. Transitional objects and phenomena. Aronson, New York London

Green A (1983) Narcissisme de vie, Narcissisme de mort. Minuit, Paris

Jacobson E (1983, [1]1971) Depression. Suhrkamp, Frankfurt

Jaques E (1955) Social systems as a defence against persecutory and depressive anxiety. In: Klein M, Heimann P, Money-Kyrle ME (eds) New directions in psychoanalysis. Tavistock, London

Kernberg O (1973) Psychoanalytic object-relations theory, group processes, and administration: toward an integrative theory of hospital treatment. Ann Psychoanal 1:363–388

Kernberg O (1975) Borderline-Störungen und pathologischer Narzißmus. Suhrkamp, Frankfurt

Klein M (1972, [1]1930) Die Bedeutung der Symbolbildung für die Ichentwicklung. In: Klein M (Hrsg) Das Seelenleben des Kleinkindes und andere Beiträge zur Psychoanalyse. Rowohlt, Reinbek, S 31–44

Kinston W, Cohen J (1987) Urverdrängung und andere seelische Bereiche. Vortrag auf der DPV-Arbeitstagung

Mannoni M (1983, [1]1970) Der Psychiater, sein Patient und die Psychoanalyse. Syndikat, Frankfurt

McDougall J (1985, [1]1978) Plädoyer für eine gewisse Anormalität. Suhrkamp, Frankfurt

Rosenfeld H (1964a) Die Psychopathologie der Hypochondrie. In: Rosenfeld H (1981) Zur Psychoanalyse psychotischer Zustände. Suhrkamp, Frankfurt

Rosenfeld H (1964b) Über das Bedürfnis neurotischer und psychotischer Patienten, während der Analyse zu agieren. In: Rosenfeld H (1981) Zur Psychoanalyse psychotischer Zustände. Suhrkamp, Frankfurt

Rosenfeld H (1971) Beitrag zur psychoanalytischen Theorie des Lebens- und Todestriebes aus klinischer Sicht: Eine Untersuchung der aggressiven Aspekte des Narzißmus. Psyche 25:476–493

Trimborn W (1983) Die Zerstörung des therapeutischen Raumes. Das Dilemma stationärer Psychotherapie bei Borderline-Patienten. Psyche 37:204–236

Trimborn W (1987) Der Analytiker, der Rahmen und die Öffentlichkeit. Der „Vater" in Kleist's „Prinz Friedrich von Homburg". Frommann Holzboog, Stuttgart (Jahrbuch der Psychoanalyse, Bd 21, S 85–131)

Winnicott DW (1976, [1]1951) Übergangsobjekte und Übergangsphänomene. In: Winnicott DW (Hrsg) Von der Kinderheilkunde zur Psychoanalyse. Kindler, München, S 293–312

Winnicott DW (1976, [1]1954) Metapsychologische und klinische Aspekte der Regression im Rahmen der Psychoanalyse. In: Winnicott DW (Hrsg) Von der Kinderheilkunde zur Psychoanalyse. Kindler, München, S 179–202

Winnicott DW (1978, [1]1961) Der Einfluß psychotischer Eltern auf die emotionale Entwicklung des Kindes. In: Winnicott DW (Hrsg) Familie und individuelle Entwicklung. Kindler, München, S 103–115

Winnicott DW (1979, [1]1971) Vom Spiel zur Kreativität. Klett-Cotta, Stuttgart

Psychoanalytisch-interaktionelle Psychotherapie bei Borderlinestörungen

U. Henneberg-Mönch

Das Spektrum der in der psychoanalytischen Literatur diskutierten Behandlungsvorschläge für präödipal gestörte Patienten mit Borderlinestrukturen reicht vom unmodifizierten psychoanalytischen Standardverfahren (u. a. Rosenfeld 1981) über modifizierte psychoanalytische Psychotherapie (Kernberg 1978, 1981 a, 1981 b) bis hin zur stützenden Psychotherapie (u. a. Zetzel 1971). Die Breite der technischen Empfehlungen ist vermutlich auch darin begründet, daß wir nicht von *der* Gruppe der Borderlinepatienten sprechen können; vielmehr unterscheiden sich die individuellen Krankheitsbilder besonders hinsichtlich des Schweregrads und der Ausbreitung der Ich-strukturellen Defizite.

Es sind v. a. die Abweichungen von einem von Freud (1937) so genannten fiktiven „Normal-Ich", die Modifikation des analytischen Standardverfahrens bei vielen Borderlinepatienten notwendig machen. Diese zumeist strukturellen Ich-Störungen gehen über das Maß funktioneller Ich-Störungen (Fürstenau 1977) bei neurotischen Krankheitsbildern hinaus. Verbunden sind damit in der Regel schwere Über-Ich-Pathologien sowie erhebliche Fixierungen im Bereich oraler und oral-narzißtischer Triebimpulse.

Um das psychoanalytische Standardverfahren für sich nutzen zu können, braucht der Patient Fähigkeiten, die Blanck (1968, S. 208–209) wie folgt zusammengefaßt hat:

- die Fähigkeit zum Aufschub von Befriedigung,
- die Fähigkeit zur Identifikation mit dem Analytiker,
- die Fähigkeit zur therapeutischen Ich-Spaltung, also zur Spaltung in ein erlebendes und ein beobachtendes Ich (s. Sterba 1934),
- die Fähigkeit, Deutungen zu synthetisieren,
- die Fähigkeit, Regression zu kontrollieren,
- die Fähigkeit, eher zu verbalisieren als zu agieren.

Es läßt sich nachvollziehen, daß Menschen, die keine stabilen, integrierten inneren Bilder vom Selbst und von den Objekten haben, vielmehr – dauerhaft oder passager – über in gut und böse, gut und schlecht gespaltene Imagines verfügen, diese von Blanck zusammengestellten Fähigkeiten ebenso nicht entwickelt haben können; erhebliche Fixierungen im oralen Triebbereich, z. B. heftiges Einklagen von Wiedergutmachungsansprüchen, von „gerechten" Forderungen, machen – ich greife einmal eine der erwähnten Fähigkeiten heraus – Aufschub von Befriedigungen kaum oder gar nicht erträglich. Die Toleranz- oder Erträglichkeitsgrenzen des Patienten würden im analytischen Standardverfahren überschritten; Therapieabbrüche sind dann oft die Folge.

Wenn wir belegen können, daß durch das analytische Verfahren Toleranzgrenzen des Patienten dauerhaft überschritten werden – eine keineswegs einfache Fragestellung, wie ich finde –, dann sollten wir uns zu Modifikationen entschließen. Verändert werden können die Rahmenbedingungen (stationäre und teilstationäre Therapie von Borderlinepatienten (s. Janssen 1987; Heigl-Evers et al. 1986) sind Beispiele dafür), verändert werden kann auch das therapeutische Verfahren, die Behandlungstechnik. Anders ausgedrückt, geht es um die Frage, wie die psychoanalytischen Konzepte, Erklärungsansätze der präödipalen Krankheitsbilder in technische Empfehlungen einfließen können.

Ich werde hier die psychoanalytisch-interaktionelle Psychotherapie vorstellen, eine einzel- wie gruppenpsychotherapeutische Methode, die von Annelise Heigl-Evers und Franz Heigl v. a. aus der psychoanalytischen Ich- und Objektbeziehungspsychologie entwickelt wurde, eine Methode, die auf die therapeutischen Notwendigkeiten bei der Behandlung schwer präödipal gestörter Patienten eingestellt ist, und dazu zählen auch Patienten mit schweren Borderlinepathologien (Heigl-Evers u. Heigl 1973, 1979, 1980, 1983, 1987; Heigl-Evers u. Henneberg-Mönch 1985, 1986; Heigl-Evers u. Streeck 1985; Henneberg-Mönch 1986).

Es ist nicht möglich, die aus klinischer Erfahrung abgeleiteten therapeutischen Erfordernisse an dieser Stelle umfassend darzustellen. Ich erwähne daher nur einen Aspekt eingehender: die Notwendigkeit der Regressionssteuerung. Zu den unspezifischen Anzeichen für Ich-Schwäche, wie Kernberg (1975) ein Charakteristikum der Borderlinepathologie genannt hat, zählt der brüchige Schutz vor malignen regressiven Prozessen (Balint 1970), vor Prozessen, die destabilisierend wirken, weitere Ich-Schwächung zur Folge haben, was dann das progressive „Auftauchen" aus der Regression äußerst erschwert. Zunehmende Realitätsprüfungsstörung wird in diesem Zusammenhang oft beobachtet. Diese zur malignen Regression hin tendierenden Prozesse verlaufen zudem sehr schnell, was wiederum die Steuerung erschwert. Diese unspezifischen Anzeichen für Ich-Schwäche sind in der Regel entwicklungsbedingte strukturelle Ich-Störungen; für die Therapie heißt dies, daß sie nicht im Zusammenhang der Bearbeitung unbewußter pathogener Konflikte sozusagen mitbearbeitet werden können, denn es handelt sich ja nicht um funktionelle Ich-Einschränkungen. Vielmehr erscheint es notwendig, über einen längeren Zeitraum hinweg diese Ich-Störungen zum Gegenstand der Therapie zu machen, dem Patienten zu helfen, Funktionen und Fähigkeiten nachzuentwickeln. Hinsichtlich der Steuerung regressiver Prozesse beispielsweise hätte der Therapeut dann die Aufgabe, den Patienten zur Steuerung anzuregen, diese Funktion an den Stellen für ihn zu übernehmen, an denen dieser die Regression nicht steuern kann, aber auch soviel Regression zuzulassen, daß sich die Pathologie des Patienten in der Beziehung zum Therapeuten entwikkeln, zeigen kann; nur dann kann sie in der Beziehung bearbeitet werden. Es ist also die schwierige Aufgabe, mit dem Patienten gemeinsam das ihm erträgliche Maß an Regression zu finden, das ihm sowohl die Darstellung wie die Bearbeitung seiner Pathologie möglich macht.

Die psychoanalytisch-interaktionelle Methode ist ein Versuch – und nach meinen Erfahrungen auch eine Möglichkeit – in der Beziehung zwischen Patient und Therapeut durch eine modifizierte Interventionsweise präödipale Pathologien zu behandeln. Die Behandlungstechnik in der interaktionellen Methode ist in besonderem Maße auf die Nachentwicklung noch defizitärer innerer Strukturen eingestellt. Dabei wird die enge Wechselbeziehung von Ich- und Triebentwicklung (s. Hartmann 1952) berücksichtigt. In der Entwicklung innerer Strukturen von ihren Anfängen, Vorläufern bis hin zu reifen, dauerhaften Formen spielen neben Reifungsprozessen die Beziehungen zu den frühen bedeutsamen Objekten eine ausschlaggebende Rolle. Es sind v. a. Identifizierungen mit diesen Objekten, die die innere Autonomie begründen. Jacobsen (1964, dt. 1978, S. 79) hat betont, daß Identifizierungen jedoch nur dann, wenn sie „dauerhaft, selektiv und beständig" werden, „integriert und zu Ich-Anteilen" werden können. In der frühen Entwicklung erfahrene übermäßige Verwöhnungen oder Versagungen von z. T. traumatisierendem Ausmaß oder auch beides in abruptem Wechsel, wie wir es in den Genesen vieler dissozialer Patienten finden, führen zu Fixierungen *vor* der Entwicklung reifer, selektiver Identifizierungen. Darin dürfte ein Grund für die Abhängigkeit dieser Patienten von äußeren Objekten sowie für ihre Neigung zur Externalisierung innerer Konflikte (Freud 1936) zu sehen sein.

Die psychoanalytisch-interaktionelle Technik sieht hier einen Ansatzpunkt zur Behandlung der präödipalen Störungen. Ihr besonderes Kennzeichen ist das „Prinzip Antwort", das in Abgrenzung zum „Prinzip Deutung" im analytischen Standardverfahren zu verstehen ist. In der interaktionellen Methode stellt sich der Therapeut darauf ein, dem Patienten auf dessen Äußerungen, seien sie verbaler oder nonverbaler Art oder auch per Handlung ausgedrückt, eine Antwort zu geben, auf die der Patient seinerseits wiederum antworten kann. Bei der Formulierung der Antworten orientiert sich der Therapeut an seinen Fremd- und Eigenwahrnehmungen, die er theoriegeleitet auswertet. Die Antworten sollten authentisch, hinsichtlich ihrer Äußerung jedoch selektiv sein; selektiv insofern, als der Therapeut sie dem jeweiligen Therapieziel entsprechend formuliert, authentisch insofern, als der Therapeut v. a. auch seine gefühlshaften inneren Antworten – nach Möglichkeit immer unter dem Aspekt des Nutzens für den Patienten – in Worte faßt.

Auf diese Weise versucht der Therapeut, dem Patienten eine ihm neue Art der Objektbeziehung anzubieten. Ein wichtiges Moment dieser Beziehung ist, daß der Therapeut sich als ein verläßlich zur Verfügung stehendes reales Objekt anbietet, das vom Patienten unzählige Male getestet und überprüft werden kann, bevor die mit dem Therapeuten gesammelten Erfahrungen strukturverändernd sowie strukturbildend verinnerlicht werden können.

Diese Modifikation erscheint bei Patienten mit schweren Borderlinestörungen auch notwendig, um eine Basis für die therapeutische Arbeit zu schaffen. Borderlinepatienten entwickeln oft bereits bei Behandlungsbeginn sehr schnell eine negative Übertragung, entweder direkt oder abgewehrt per zumeist fragiler Idealisierung. Sich dem Patienten als reales Objekt zeigen heißt, diese Übertragung, die damit verbundenen Affekte – Haß, destruktive Aggression, Verachtung, Entwertung – anzunehmen und ernst zu nehmen, sie aber nicht anwachsen zu lassen. Das heißt auch, dem Patienten zu zeigen, daß er – der Therapeut – sich nicht zerstören läßt, daß er bereit ist, sich, den Patienten und die Beziehung aktiv zu schützen, wenn der Patient dies nicht, noch nicht kann. Der Therapeut hat die schwere Aufgabe, zwischen Halten und Begrenzen auszubalancieren. Man könnte auch sagen: Er nimmt die Partialobjektbeziehungsangebote des Patienten an und gibt dem Patienten integrierte Objektbeziehungsangebote zurück, versucht auf diese Weise, den Patienten zur Integration innerhalb der Beziehung anzuregen.

Während der Therapeut im psychoanalytischen Standardverfahren zur „Ankleidepuppe der Übertragung" wird, wie es Fliess (1942) anschaulich ausgedrückt hat, ist er in der interaktionellen Behandlungstechnik „ein Therapeut zum Anfassen", wie es eine meiner Patientinnen einmal nannte. Im Prinzip der „Antwort" verläßt der Therapeut die Position der analytischen Anonymität insofern, als er sich vom Patienten immer wieder überprüfen läßt. Wer mit schwer gestörten Patienten arbeitet, weiß, wie unglaubhaft es ihnen lange Zeit vorkommt, daß der Therapeut nicht beispielsweise unkontrolliert aggressiv oder destruktiv reagiert. Die Patienten halten an der Erwartung schlechter Erfahrungen fest; diese sind ihnen vertraut, und das Vertraute bietet lange Zeit immer noch mehr Sicherheit als etwas unvertraut „Gutes" (s. Sandler 1961; König 1980). Das Festhalten an den schlechten Erfahrungen dient neben der Möglichkeit der Aggressivierung auch dem Schutz vor erneuten schweren Enttäuschungen. Die Angst vor erneut schwer erträglichen schmerzhaften Erfahrungen wird virulent, wenn der Patient anfängt, den Therapeuten in Ansätzen als auch gutes Objekt wahrzunehmen. Um eine Basis für das Durcharbeiten von Erinnerungen an schlimme, z. T. traumatische Erfahrungen zu haben, um damit auch eine Basis für die Trauerarbeit zu haben, braucht der Patient zunächst die Möglichkeit, eine genügend gute Beziehung zum Therapeuten zu schaffen. Daß er dazu über lange Zeit die aktive Unterstützung des Therapeuten benötigt, ist ein weiterer Grund für die behandlungstechnischen Modifikationen.

Das Festhalten an schlechten Erfahrungen, die per projektiver Identifizierung hergestellten Wiederholungen solcher Erfahrungen, das Agieren der Erinnerungen in der aktuellen Außenwelt dient auch – und ich erwähne dies, weil ich den Eindruck habe, daß dieser Aspekt bisweilen zu kurz kommt – dem Schutz vor einem unerbittlichen Über-Ich. „Dieser Frust, dieser Haß ist mein Lebensinhalt", sagte eine Patientin; sie meinte den Haß der anderen auf sie. Sie war überzeugt, felsenfest, daß alle Menschen, also auch ich, sie hassen würden. „Zu sehen, daß es mein Haß ist", fuhr sie fort, „wäre ein Schuldeingeständnis".

Um Veränderungen bewerkstelligen zu können, muß der Patient seinen Haß, seine mörderische Wut empfinden können. Nur dann kann er die noch destruktive Aggression in konstruktive verwandeln, kann sie mildern, neutralisieren und integrieren. Sonst bleibt sie im „regressiven Rohzustand" (Mader 1987, S. 259) bestehen. Sich diesem Prozeß stellen zu können, erfordert neben einem erstarkten Ich auch ein gemildertes Über-Ich (s. Cremerius 1977a, 1977b). Sonst sind suizidale Krisen nicht auszuschließen.

Das hier skizzierte psychoanalytisch- interaktionelle Vorgehen birgt seine Schwierigkeiten. Ich knüpfe an den zuletzt beschriebenen Aspekt an: präödipal gestörte Patienten haben in ihrer Lebensgeschichte eben oftmals nicht „genügend gute" (Winnicott 1974) Erfahrungen mit frühen Bezugspersonen gemacht. Die inneren Objekte der Patienten sind dadurch oftmals überwiegend aggressiv besetzt. Es erscheint – im psychoanalytischen Denken – folgerichtig, wenn der Patient in der Beziehung zum Analytiker über lange Zeit überwiegend schlimme und schlechte Erfahrungen erwartet. Der Analytiker muß lange Phasen negativer Übertragung aushalten.

Im Zusammenhang mit der analytischen Standardtechnik sprach Kemper (1954/55) von der projektiven Hellsichtigkeit der Analysanden in ihren Übertragungsäußerungen. Borderlinepatienten treffen die „wunden Punkte" des Therapeuten oft mit besonderer Schonungslosigkeit, bei aller Verzerrtheit der Übertragungsäußerungen. Vom Therapeuten wird das Kunststück gefordert, heftige aversive Affekte und Impulse dem Patienten gegenüber als innere Antwort zuzulassen und dennoch dem Patienten eine ausreichend benigne Beziehung anzubieten und diese aufrechtzuerhalten. Das heißt konkret etwa, nicht der Versuchung zu erliegen, den passager unausstehlichen Patienten loszuwerden, wozu dieser den Therapeuten per projektiver Identifizierung lange Zeit geradezu einlädt, bei der gleichzeitigen vagen Hoffnung, der Therapeut möge standhalten. Daß der Therapeut für dieses Loswerden ausreichend rationale Gründe finden würde, brauche ich nicht zu betonen.

Das „Prinzip Antwort" als therapeutische Technik erfordert vom Therapeuten die Fähigkeit, z.T. recht unterschiedliche einzelne Schritte zu vollziehen: die Wahrnehmung der Äußerungen und des Verhaltens des Patienten sowie der eigenen Gefühle und Impulse; die innere Auswertung des Wahrgenommenen; die Entscheidung, worauf er in der nächsten Intervention eingehen will; die – zunächst innere – Formulierung einer Antwort; die Antizipation der Reaktion des Patienten auf diese Antwort. Es gilt, diese einzelnen Schritte aufeinander zu beziehen und miteinander zu verknüpfen, dies manchmal in sehr kurzer Zeit, etwa dann, wenn der Patient seine heftigen andrängenden Impulse nicht mehr kontrollieren und steuern kann oder in anderer Weise in Gefahr ist, in einen malignen regressiven Prozeß zu geraten. Um zu einer „Antwort" im Sinne einer therapeutischen Intervention zu kommen, ist es notwendig, die außen- und binnengerichteten Wahrnehmungen innerlich auszuwerten. Eine Antwort im psychoanalytisch-interaktionellen Sinne ist deutlich vom bloßen Verbalisieren der Gegenübertragung abzugrenzen. Der Interventionsstil zeichnet sich nicht nur durch authentische und selektiv-expressive, sondern durch gleichfalls theoriegeleitete Antworten aus. Es würde dem Patienten nicht helfen, nur die Gegenübertragungsreaktionen seines Therapeuten zu erfahren; u.U. würde er damit nur weitere Erfahrungen im Sinne von Wiederholungen an eine lange Erfahrungskette reihen. Daß „Antwort" nicht mit dem direkten Äußern der Gegenübertragung gleichzusetzen ist, muß auch deshalb betont werden, weil es für den Therapeuten in manchen Situationen schwierig sein kann, seine heftigen Gegenübertragungsgefühle und -impulse zu kontrollieren und für das therapeutische Handeln zu nutzen.

Im folgenden berichte ich einige Aspekte und Szenen aus einer mit Unterbrechungen etwa 2 Jahre dauernden Psychotherapie eines Borderlinepatienten, den ich im Rahmen seiner teilstationären Therapie einzelpsychotherapeutisch mit der interaktionellen Methode behandelt habe. Ich habe von diesem Patienten viel gelernt.

Der zu Behandlungsbeginn 34jährige Herr B. klagte über seit mehreren Jahren zeitweise auftretende Magenbeschwerden und Rückenschmerzen, über seit vielen Jahren bestehende Schlafstörungen, schwere Arbeits- und Konzentrationsstörungen, Angstzustände, über Schwierigkeiten, Beziehungen zu anderen Menschen aufrechtzuerhalten. Außerdem berichtete er orale und aggressive Impulsdurchbrüche in Form von Trinken, Freßdurchbrüchen sowie unkontrolliertem Zuschlagen in Schlägereien, die er in Zuständen aggressiver Gereiztheit provozierte. Zwei Erlebnisse waren es, die zur Verschlimmerung seiner Beschwerden geführt hatten: Als er 20 Jahre alt war, wurde sein 1 Jahr jüngerer Bruder in seiner Anwesenheit bei einer Schlägerei erstochen. Er berichtete, daß er sich damals sehr verändert habe, daß er beispielsweise in Kneipen Schlägereien mit ihm völlig fremden Männern provozierte und begann, wenn ihm deren Gesicht nicht gefiel. Dabei habe er sich häufig in einen unbeschreiblich großen Haß hineingesteigert. Er wurde mehrfach inhaftiert. Das zweite Erlebnis war Jahre später der Selbstmord des Vaters. Der Patient war nach der Scheidung der Eltern mit dem Vater in eine Wohnung gezogen. Der Vater schien die Scheidung seelisch nicht zu verkraften, ging nicht mehr arbeiten, trank vermehrt, zahlte die Miete nicht mehr. Er nahm sich nach mehreren vorherigen Versuchen mit Tabletten das Leben, dies in einer Nacht, in der Herr B. mit Bekannten eine Tour machte, worüber er seinen Vater vorher nicht informiert hatte. Nach dem Selbstmord des Vaters wurden v.a. seine Angstzustände und seine Schlafstörungen größer. Durch die Beziehung zu einer Frau kam es zu einer zeitweisen Beruhigung; als sich seine Freundin von ihm trennte, machte Herr B. einen Suizidversuch mit Tabletten, Alkohol und Stromstößen in der Badewanne. Sein behandelnder Arzt riet ihm zu einer stationären Psychotherapie, die der Patient jedoch kategorisch ablehnte, weil sie in seiner Phantasie absolute Einengung, „Ghettosituation" bedeutete. Er glaubte dagegen, sich auf eine teilstationäre Behandlung einlassen zu können, weil er im Behandlungsrahmen der Tagesklinik die Möglichkeit hatte, täglich in seine Wohnung zurückzukehren, wodurch er das Sicheinlassen auf die Behandlung besser regulieren konnte.

Herr B. begann die 1. Therapiesitzung bei mir, in die er 10min zu spät kam, damit, daß er mir sagte, er sei sauer, weil er am nächsten Tag bei Freunden eingeladen sei, und sein Wunsch, beurlaubt zu werden, nicht erfüllt worden sei. Ich fragte ihn, was er meine, warum sein Wunsch vom Stationsarzt nicht erfüllt wurde. Er verstand dessen Verhalten als willkürliches Verbot, als Zwang. Herr B. saß mir gegenüber, sein Gesicht wurde rot. Er ballte beide Hände zu Fäusten. Mein Einfall in dieser Situation war: Er würde mir am liebsten an die Gurgel springen, aber er wird sich kontrollieren; er hat sich immer nur mit Männern geschlagen. – Meine Frage, wie er sich in diesem Moment fühle, beantwortete er mit Äußerungen über seine Wut. Gegen Ende der Sitzung sagte ich: „Ich kann Ihren Wunsch, zu Ihren Freunden zu fahren, gut verstehen. Trotzdem erwarte ich von Ihnen, daß Sie morgen hier sind. Für unsere Zusammenarbeit erwarte ich von Ihnen, daß Sie regelmäßig zur Klinik und zur Therapie kommen." Herr B. darauf: „Ich werde trotzdem fahren."

Als Herr B. am darauffolgenden Tag nicht in die Klinik kam, überlegte ich mit den Kollegen, wie wir auf sein Verhalten reagieren wollten. Ich verstand sein Verhalten als einen v.a. im Dienste der Abwehr stehenden Versuch, uns zu provozieren, ihn bald zu entlassen. Ich spürte unter seiner Aggressivität seine beinahe panische Angst, sich auf Regeln, Vereinbarungen, letztlich auf eine dauerhafte Beziehung einzulassen. Wenn er mich und die Kollegen als willkürliche Objekte erlebte, mußte seine Angst sein, diesen Objekten ohnmächtig ausgeliefert zu sein. Ich plädierte dafür, ihn nicht zu entlassen, ihn weiterhin immer wieder an die Vereinbarungen und Regeln zu erinnern, gleichzeitig dabei auf das ihm erträgliche Maß an Gebundensein und damit auf seine jeweilige Angsttoleranz zu achten.

Das erste halbe Jahr der Behandlung war dadurch gekennzeichnet, daß Herr B. immer wieder – mit verschiedenen Personen – in unterschiedlichen Situationen bisweilen auf heftige Weise versuchte, seine Entlassung aus der Klinik zu provozieren. Er kam häufig verspätet oder gar nicht. Seine extremen inneren Spannungen versuchte er durch nächtelanges Herumlaufen und Trinken zu beruhigen. Oder er flüchtete sich in ausgedehnte Tagträumereien, in Bilder von schönen Situationen, die sich immer wieder abrupt in z.T. äußerst bedrohliche Situationen verwandelten. Über lange Zeit hin wurde ich von dem Patienten in primitiver Weise idealisiert, während wechselweise der Stationsarzt oder die Krankenschwester oder der Sozialarbeiter zum nur bösen und entwerteten Objekt wurden. Diese Dynamik spiegelte sich in unseren Fallbesprechungen wider, wenn die wie nur böse Objekte behandelten Kollegen für Durchsetzen der Hausordnung, Entlassung plädierten, während ich mich bisweilen wie eine Löwenmutter erlebte, die sich schützend vor den Patienten stellte. Es war oft schwierig, den Versuchungen durch den Patienten, mit Gegenaggressivität zu reagieren, zu widerstehen.

Nach etwa einem halben Jahr Therapie kam Herr B. regelmäßiger in die Klinik. Zuvor war aufgefallen, daß er seine Therapietermine bei mir nur selten versäumte. Seine Trennungsintoleranz wurde anläßlich meines Urlaubs deutlich. Meinen bevorstehenden Urlaub verleugnete er hartnäckig; wenn ich ihn daran erinnerte, änderte dies nichts. Eine Gefühlsreaktion erschien ihm ausgeschlossen. Während meines Urlaubs ließ er sich dann auf eine Prügelei ein, wurde von der Polizei kurzfristig inhaftiert und mußte für einen Tag stationär behandelt werden. Erst nachdem sich ähnliche Erfahrungen 2mal wiederholt hatten, konnte er sich damit auseinandersetzen, daß diese „Zwischenfälle“ doch etwas mit meinem Urlaub, also mit mir, zu tun haben könnten. Er sagte: „Immer, wenn Sie nicht da sind, passiert mir etwas Schlimmes.“

Es dauerte fast 1 Jahr, bis es Herrn B. möglich war, mit mir über seine Einsamkeitsgefühle und Verlassenheitszustände zu sprechen. Tagsüber fühlte er sich „fit“; sowie er allein zu Hause war, fühlte er sich wie von Angst und Einsamkeit überfallen. Er gab sich dann oft seinen Tagträumereien hin, die ihn aber zumeist noch mehr in Angst und oftmals in Panik versetzten, was dann wiederum dazu führte, daß er seine Wohnung verließ und in Kneipen ging. Im Zusammenhang mit diesem aktuellen Verhalten erinnerte er sich daran, daß er sich schon als Kind beim Spielen oft in äußerst gefährliche Situationen gebracht hatte. Beispielsweise war er auf einem teilweise zugefrorenen Baggersee immer wieder auf ein Loch in der Eisdecke zugeschlittert, möglichst bis unmittelbar an den Rand. Dabei hatte er die Angst, die in dieser Situation gefahrenadäquat gewesen wäre, verleugnet. Die panikartige Angst erlebte er erst abends, wenn er im Bett lag. Dann hatte er nicht einschlafen können und sich in seiner Phantasie vorgestellt, er wäre ertrunken. Ich sagte ihm: „Das macht mich sehr betroffen, was Sie erzählen. War damals niemand für Sie da, dem Sie dies hätten erzählen können, der Sie hätte trösten können?“ Der Patient schaute mich wortlos an, Tränen schossen in seine Augen, er verließ wie fluchtartig mein Zimmer.

In der folgenden Zeit wurde es dem Patienten peu à peu besser möglich, seine Affekte wahrzunehmen und in Worte zu fassen. Er beschrieb Verzweiflung, Sehnsucht, Schmerz, Traurigkeit, Wut und Haß. Von all diesen Gefühlen fühlte er sich zunächst überwältigt, fühlte sich nicht in der Lage, sie auszuhalten und dann zu steuern. Aber: er brachte sie in unsere Beziehung, und ich konnte ihm helfen. Dies erlaubte er mir nun. Zur gleichen Zeit ließen die primitiven Idealisierungen in der Beziehung zu mir nach, die Entwertung der anderen waren nicht mehr so notwendig. Er konnte sich nun ab und zu auf die Klinik freuen, konnte es beispielsweise als beruhigend erleben, sich in ein Zimmer zurückzuziehen, dabei die Tür etwas offenstehen zu lassen und die Stimmen der anderen im Nebenraum zu hören. Indem er aber nun begann, sich in der Tagesklinik etwas wohler zu fühlen, nahm er erneut heftige Angst in sich wahr. Die wachsende Nähe löste in ihm die Angst aus, das liebgewonnene Objekt abrupt zu verlieren oder der Willkür dieses Objekts ohnmächtig und hilflos ausgesetzt zu sein. Diese Angst spielte neben der Angst vor völliger Isolation immer wieder eine große Rolle in seiner Behandlung. In seinem Erleben wechselte er häufig von einem Extrem ins andere, z. B. von totaler Abhängigkeit zu totaler Freiheit. In seinen Phantasien totaler Freiheit war er unschlagbar, ungebunden, auf niemanden angewiesen, groß, mächtig, erfolgreich. In seinen Phantasien totaler Abhängigkeit war er ohnmächtig, hilflos, ausgeliefert, schwach, verwundbar, angewiesen. Er erinnerte sich an viele Situationen aus seiner Genese, die das Schwanken von einem Extrem ins andere verstehbar werden ließen. Die Entwicklung hin zu mehr Angst-, Frustrationstoleranz und Impulskontrolle, hin zu höherstrukturierten Abwehrmechanismen war ein Weg in kleinsten Schritten, ein Weg mit vielen Rückschritten. Allmählich wurde es dem Patienten beispielsweise möglich, abends nicht wie ziellos aus seiner Wohnung zu laufen und durch die Stadt zu gehen, wurde es ihm möglich, sich nicht mehr zu betrinken, statt dessen in seiner Wohnung zu bleiben, zu lesen und seine Einsamkeit auszuhalten. Ganz allmählich konnte er Worte finden an den Stellen, an denen er früher mit Impulsdurchbrüchen reagiert hatte. Wo er früher zugeschlagen hatte, verletzte er aber nun auch mit Worten. Dabei war es für ihn ausgesprochen wichtig, daß ich seine Fortschritte immer wieder bemerkte. Wenn ich ihm beispielsweise Halt geben wollte, indem ich Grenzen setzte, sagte er mir, ich würde wohl überhaupt nicht seine Fortschritte sehen. Er selbst beschrieb sich in dieser Zeit als einen, der auf einem schmalen Grat wandert und ständig in Gefahr ist abzustürzen. Dabei stellte die in dieser Phantasie auch enthaltene Grandiosität für den Patienten eine große Versuchung dar, sich nicht weiterzuentwickeln.

Ich schließe den Bericht aus dieser Behandlung mit 2 Szenen, in denen, wie ich glaube, die Beziehungsstörung des Patienten, die Wiederholung sowie die Weiterentwicklung in der therapeutischen Beziehung deutlich wird. – Nachdem die Beziehung von Herrn B. zu mir etwas stabiler geworden war, nachdem der Patient negative Erfahrungen zunächst in Außenbeziehungen zu bearbeiten begonnen hatte, berichtete er mir folgenden Traum: „Ich habe von Ihnen geträumt. Sie waren in Ihrem Zimmer, sahen aber ganz anders aus, mondän, stark geschminkt. Ich kam in Ihr Zimmer, aber Sie wiesen mich ab und schmissen mich raus, ohne mir Gründe zu sagen und ohne mit Gelegenheit zu geben, mit Ihnen zu reden. In Ihrem Zimmer waren außerdem 3 Männer, die feine Anzüge trugen." Sich diesen Traum genauer anzuschauen, machte Herrn B. sehr viel Angst. Er wies immer wieder darauf hin, daß ich in Wirklichkeit doch gar nicht so eine aufgetakelte Frau sei. Kurze Zeit darauf trug ich in einer Behandlungsstunde eine Fellweste, und kurz vor Ende der Stunde sagte er mir: „Wenn ich Ihnen draußen begegnen würde, also, wenn ich Sie nicht kennen würde, würde ich Sie wegen dieser Weste heftig angreifen. Ich kann es nicht vertragen, wenn Tiere wegen Eitelkeit getötet werden." Ich antwortete ihm: „Nun nehmen Sie mich ja mit meiner Eitelkeit wahr, mit einer Eigenschaft, die Sie gar nicht mögen." Herr B. konnte sich darauf zunächst nicht weiter einlassen, konnte dann aber doch sagen, daß er verwundert und etwas verwirrt sei, daß ausgerechnet ich so eine Weste tragen würde.

Nach weiteren recht ereignisreichen Monaten in der Behandlung von Herrn B. brachte er ein Bild in die Therapiestunde mit, das er gemalt hatte und mit mir besprechen wollte. Er hatte sich und mich auf ein Bild gemalt. Er hatte sich als Ertrinkenden gemalt, mit nach oben gestreckten Armen, in einer rot-braunen, ungeformten Masse. Mich hatte er etwas erhöht, auf einem Stuhl sitzend in gelben Farbtönen gemalt. Herr B. fragte mich: „Was fällt Ihnen denn dazu ein?" Ich antwortete: „Ich finde es besser, Sie sagen erst einmal, was Ihnen an diesem Bild auffällt und was Ihnen wichtig ist, mit mir zu besprechen." Er wies darauf hin, daß er sich so gemalt habe, wie er sich zur Zeit fühle, daß er sich in einer schwierigen Situation befinde, in der er Hilfe brauche; daß die ausgestreckten Arme und Hände bedeuten würden, daß er Hilfe von mir wünsche. Weiter betonte er, daß er mich in derselben Farbe gemalt habe wie die Sonne, daß er mich sitzend gemalt habe, weil er immer dann, wenn er an mich denke, mich ihm gegenübersitzend in der Behandlungsstunde sehe. Er sei in seiner Therapie an einem wichtigen Entscheidungspunkt, an dem es für ihn noch offen sei, ob er es schaffe. Er hoffe, daß ich ihm in dieser Situation helfen könne.

Literatur

Balint M ([1]1968, 1970) Therapeutische Aspekte der Regression. Klett, Stuttgart

Blanck G ([1]1966, 1968) Einige technische Folgerungen aus der Ich-Psychologie. Psyche 22:199–214

Cremerius J (1977) Grenzen und Möglichkeiten der psychoanalytischen Behandlungstechnik bei Patienten mit Über-Ich-Störungen. Psyche 31:593–636

Gremerius J (1977) Übertragung und Gegenübertragung bei Patienten mit schwerer Über-Ich-Störung. Psyche 31:879–896

Fliess R (1942) The metapsychology of the analyst. Psychoanal Q 11:211–227

Freud A ([1]1936, 1964) Das Ich und die Abwehrmechanismen. Kindler, München

Freud S (1937) Die endliche und die unendliche Analyse. (Gesammelte Werke, Bd 16, Fischer, Frankfurt am Main, 1978)

Fürstenau P (1977) Die beiden Dimensionen des psychoanalytischen Umgangs mit strukturell ich-gestörten Patienten. Psyche 31:197–207

Hartmann H ([1]1952, 1972) Die gegenseitige Beeinflussung von Ich und Es in ihrer Entwicklung. In: Hartmann H (Hrsg) Ich-Psychologie. Klett, Stuttgart, p 157–180

Heigl-Evers A, Heigl F (1973) Gruppenpsychotherapie: Interaktionell – tiefenpsychologisch fundiert (analytisch orientiert) – psychoanalytisch. Gruppenpsychother Gruppendyn 7:132–157

Heigl-Evers A, Heigl F (1979) Interaktionelle Gruppenpsychotherapie. Eine gruppentherapeutische Methode der Psychoanalyse nach dem Göttinger Modell. In: Heigl-Evers A, Streeck U (Hrsg) Die Psychologie des 20. Jahrhunderts, Bd 8, Lewin und die Folgen, Kindler, Zürich, S 850–858

Heigl-Evers A, Heigl F (1980) Zum interaktionellen Prinzip in der Psychoanalyse. Schleswig-Holsteinisches Ärzteblatt 4:234–238

Heigl-Evers A, Heigl F (1983) Das interaktionelle Prinzip in der Einzel- und Gruppenpsychotherapie. Z Psychosom Med 29:1–14

Heigl-Evers A, Heigl F (1987) Die psychoanalytisch-interaktionelle Therapie – Eine Methode zur Behandlung präödipaler Störungen. In: Rudolf G, Rüger U, Studt HH (Hrsg) Psychoanalyse der Gegenwart. Vandenhoeck & Ruprecht, Göttingen, S 181–197

Heigl-Evers A, Henneberg-Mönch U (1985) Psychoanalytisch-interaktionelle Psychotherapie bei präödipal gestörten Patienten mit Borderline- Strukturen. Prax Psychother Psychosom 30:227–235

Heigl-Evers A, Henneberg-Mönch U (1986) Objektbeziehungsstörungen in einer sich wandelnden Umwelt und ihre Behandlung in der psychoanalytisch-interaktionellen Gruppe. Gruppenpsychother Gruppendyn 22:313–323

Heigl-Evers A, Henneberg-Mönch U, Odag C, Standke G (Hrsg) (1986) Die Vierzigstundenwoche für Patienten. Konzept und Praxis teilstationärer Psychotherapie. Vandenhoeck & Ruprecht, Göttingen

Heigl-Evers A, Streeck U (1985) Psychoanalytisch-interaktionelle Psychotherapie. Psychother Med Psychol 35:176–182

Henneberg-Mönch U (1986) Behandlung einer Patientin mit schwerer struktureller Ich-Störung. In: Heigl-Evers A et al. (Hrsg) Die Vierzigstundenwoche für Patienten. Konzept und Praxis teilstationärer Psychotherapie. Vandenhoeck & Ruprecht, Göttingen

Jacobson E (1978, [1]1964) Das Selbst und die Welt der Objekte. Suhrkamp, Frankfurt

Janssen PL (1987) Psychoanalytische Therapie in der Klinik. Klett-Cotta, Stuttgart

Kemper W (1954/55) Die Abstinenzregel in der Psychoanalyse. Psyche 8:636–640

Kernberg OF (1978) Borderline-Störungen und pathologischer Narzißmus. Suhrkamp, Frankfurt

Kernberg OF (1981a) Zur Behandlungstechnik bei Borderline-Persönlichkeitsstörungen. Psyche 35:497–526

Kernberg OF (1981b) Zur Theorie der psychoanalytischen Psychotherapie. Psyche 35:673–704

König K (1980) Le travail thérapeutique dans l'analyse de groupe. Connexions 31:25–34

Mader W (1987) Die Gefährdung des Friedens durch den Wunsch nach Unverwundbarkeit. Forum Psychoanal 3:249–261

Rosenfeld H (1981) Zur Psychopathologie und psychoanalytische Behandlung einiger Borderline-Patienten. Psyche 35:338–352

Sandler J (1961) Sicherheitsgefühl und Wahrnehmungsvorgang. Psyche 15:124–131

Sterba R (1934) Das Schicksal des Ichs im therapeutischen Verfahren. Int Z Psychoanal 20:6–73

Winnicott DW (1974) Reifungsprozesse und fördernde Umwelt. Kindler, München

Zetzel E (1971) A developmental approach to the borderline patient. Am J Psychiatry 127:867–871

Stationäre Psychotherapie bei Borderlinestörungen

M. Lohmer

In diesem Beitrag soll beschrieben werden, wann eine stationäre Psychotherapie für Borderlinepatienten indiziert ist, wie die Grundzüge des Settings gestaltet werden können und welche Behandlungsphilosophie den Umgang mit diesen schwierigen Patienten erleichtern kann. Schließlich soll anhand eines Fallbeispiels[1] ein typischer Behandlungsablauf nachgezeichnet werden.

Das Behandlungsmodell, das hier vorgestellt wird, stellt natürlich nur eine Möglichkeit von verschiedenen Behandlungsansätzen dar, für eine Diskussion der verschiedenen Konzepte stationärer Psychotherapie und der unterschiedlichen Quellen, aus denen sich dieses Modell speist, sei auf eine ausführlichere Publikation verwiesen (vgl. Lohmer 1988).

Indikation und Behandlungsziele der stationären Psychotherapie

Es gibt 2 *Indikationen* zur stationären Psychotherapie bei Borderlinepatienten. Bei Patienten, für die eine langfristige ambulante psychoanalytische Psychotherapie die Therapie der Wahl ist, kann eine möglichst kurzfristige *Krisenintervention* bei Suizidalität oder psychotischen Episoden indiziert sein. Auch bei Behandlungskrisen wie negativer therapeutischer Reaktion oder Gefährdung des ambulanten therapeutischen Arbeitsbündnisses durch das Agieren des Patienten kann eine kurzfristige stationäre Behandlung die ambulante Therapie unterstützen.

Daneben gibt es aber eine Gruppe schwerer gestörter Borderlinepatienten, für die eine längerfristige stationäre Psychotherapie als *eigenständige Behandlungsform* indiziert ist. Diese Patienten sind über lange Zeit nicht dazu in der Lage, im Rahmen einer ambulanten Behandlung eine fruchtbare therapeutische Beziehung einzugehen und ein stabiles Arbeitsbündnis aufrechtzuerhalten. Durch ihre Erwartungen und Beanspruchungen werden Therapeuten häufig an die Grenzen ihrer eigenen Belastbarkeit gebracht. Mit großem Druck, suizidalen Drohungen und Wutausbrüchen fordern diese Patienten eine intensive Versorgung, bis hin zu einer Realbeziehung und -befriedigung. Gleichzeitig können sie aber die intensive Nähe, die ein wirkliches Verstandenwerden bedeutet, nicht ertragen. Diese Patienten brechen häufig nach kurzer Zeit die Therapie ab und wechseln von einem Therapeuten zum anderen in der Hoffnung, endlich den „idealen Retter“

[1] Ich danke der Gestaltungstherapeutin, Frau Ulrike Scharr, für ihre Mitarbeit bei der Verfassung der Falldarstellung.

zu finden. Offensichtlich sind diese Patienten durch die Auseinandersetzung mit einem einzigen Therapeuten überfordert, da die regressiven Wünsche nach Abhängigkeit und Rettung durch den Therapeuten so immens, gleichzeitig aber die Ängste, von einem dann so allmächtigen Therapeuten aufgesogen und ihrer eigenen Identität beraubt zu werden, so überwältigend sind. Zusätzlich können die in den Therapeuten über den Mechanismus der projektiven Identifizierung verlegten destruktiven Anteile heftige Ängste vor dem Therapeuten als verfolgendem Objekt auslösen. Beide Prozesse führen dazu, daß der Kontakt schließlich abgebrochen werden muß (vgl. Lohmer 1989).

Neben diesen Problemen der therapeutischen Beziehung können auch Ausmaß und Intensität bestimmter Symptome wie Ängste, Panikattacken, depressive Zustände und Derealisations- und Depersonalisationserscheinungen die haltende Funktion eines ambulanten Settings überfordern.

Schließlich besteht bei Boderlinepatienten oft eine Häufung sozialer Probleme. So haben sie nicht selten gleichzeitig Probleme mit ihrer Wohnung, sind arbeitslos, haben Schulden und weitere schwerwiegende soziale Belastungen. Erschwerend kommt hinzu, daß es Borderlinepatienten kaum möglich ist, planvoll und realitätsgerecht mit diesen Problemen umzugehen. Der analytische Psychotherapeut allein ist bei der Bearbeitung einer solchen Problemhäufung oft überfordert. Konzentriert sich der Therapeut auf die Bewältigung dieser sozialen Probleme, besteht die Gefahr, daß die Therapie einen eher stützenden als analytischen Charakter erhält. Thematisiert der Therapeut die Lebensbewältigung nur am Rande, besteht die Gefahr, daß es zu einer kontinuierlichen Labilisierung in diesen Problemfeldern und schließlich zu einer Dekompensation kommt.

Im Rahmen einer stationären Psychotherapie, in der der analytische Psychotherapeut nicht alleine für den Patienten zuständig und nicht sein einziger Ansprechpartner ist, sind die emotionalen Belastungen oft eher ertragbar als im ambulanten Bereich, und durch die verschiedenen Berufsgruppen wie Schwestern und Pfleger, Sozialarbeiter und extraverbale Therapeuten ergibt sich eine umfassende Möglichkeit der therapeutischen Intervention.

Es gibt eine Kontroverse darüber, wie lange der *Zeitraum* einer stationären Psychotherapie bei Borderlinepatienten sein sollte. Einige auf die Therapie dieser Patienten spezialisierten Kliniken im angloamerikanischen Bereich wie die Klinik von Kernberg (vgl. Swenson 1986) oder das Cassel-Hospital (vgl. Hilpert u. Schwarz 1981), haben Behandlungszeiten von etwa einem Jahr. Die transaktionsanalytisch ausgerichtete, auf Borderlinepatienten spezialisierte Behandlung in Grönenbach (Stauss 1988) umfaßt einen Zeitraum von 9 Monaten. Ermann (1988) geht im Mannheimer Langzeitkonzept für strukturell Ich-gestörte Patienten von einer Behandlungsdauer von 8 Monaten aus. Obwohl es sicherlich Patienten gibt, für die ein so langer Behandlungszeitraum sinnvoll ist, bergen m. E. Behandlungszeiten, die bei einem Jahr liegen, auch eine große Gefahr von Hospitalismuserscheinungen. Selbst bei einer starken Repräsentierung von Realitätsanforderungen, wie sie in diesen auf Langzeitpsychotherapie ausgerichteten Modellen vorgesehen sind, wird der Patient zwangsläufig in eine therapeutische Kultur eingebunden, die nach anderen Maßstäben und Interaktionsmustern funktioniert als die Wirklichkeit, die den Patienten in seinem normalen sozialen Umfeld erwartet. Je länger die Therapiedauer und damit auch das regressive Angebot wird, desto stärker müssen auch die im Setting eingebauten antiregressiven Mechanismen betont werden. Hier droht die u. a. von Trimborn (1983) und v. Rad (im Druck) beschriebene Gefahr, daß die Arbeitsweise der stationären Psychotherapie hauptsächlich damit beschäftigt ist, die in ihr selbst angelegten regressiven Mechanismen einzudämmen.

Uns erscheint es daher als sinnvoll, eine mittelfristige stationäre Therapiephase von etwa 4–6 Monaten zu planen. Damit reduziert sich natürlich auch der theoretische Anspruch: *Ziel* kann hier nicht mehr eine umfassendere Strukturveränderung sein (vgl. Lohmer 1985), sondern die Förderung einer besseren Lebensbewältigung und der Fähigkeit zu einem verläßlichen Arbeitsbündnis – beides soll die Voraussetzung für eine nachfolgende ambulante Psychotherapie schaffen. Realistisch gesehen geht es also um eine graduelle Modifikation der primitiven Abwehrmechanismen und um eine partielle Integration der widersprüchlichen und Selbst- und Objektaspekte zusammen mit einer Stärkung des Ich, die den Patienten von einer Dekompensation bewahren und ihm die Fähigkeit zur Objektverwendung (Winnicott 1969) ermöglichen sollen.

An diesen Behandlungszielen wird schon deutlich, daß sich die stationäre Psychotherapie nicht in Konkurrenz zur ambulanten Psychotherapie befindet, vielmehr hat sie in diesem Fall die Funktion der Vorbereitung auf eine ambulante Psychotherapie und der Krisenintervention in schwierigen Behandlungsphasen. Schließlich sollte aber auch nicht übersehen werden, daß es eine Gruppe schwer gestörter Borderlinepatienten gibt, bei denen depressive Affekte und Schuldgefühle massiv durch Spaltung und Entwertung abgewehrt werden müssen, aggressive Impulse lustvoll ausgelebt werden, wenig Introspektionsfähigkeit besteht und der narzißtische Triumph des Patienten über den Therapeuten (vgl. Rosenfeld 1978) genossen wird. Diese Patienten, bei denen meist narzißtische Charakterzüge dominieren, bestehen oft auf der Therapie als realer Wunscherfüllung und sind nicht in der Lage, mit Frustrationen und Wutgefühlen umzugehen. Diese Gruppe von Patienten kann daher auch nicht von einer stationären analytischen Psychotherapie profitieren und kommt in Krisensituationen meist in psychiatrische Kliniken. Hier scheint eine Hilfe noch am besten mit einer stützenden Orientierung, wenig regressivem Angebot, kurzen Behandlungszeiten und einem konfrontativen Vorgehen möglich zu sein (vgl. Lohmer 1990).

Setting und Behandlungsphilosophie

Die meisten stationären analytischen Behandlungsmodelle für Borderlinepatienten weisen eine Zweiteilung auf. Der milieutherapeutische Bereich betrifft idealtypisch den Umgang mit der „äußeren Realität“, der im engeren Sinne psychoanalytische Teil hat die Bearbeitung der „inneren Realität“ zum Gegenstand (vgl. Lohmer 1988).

Die Gesamtinstitution stellt dabei einen stabilen Rahmen zur Verfügung, innerhalb dessen sich die pathologischen Objektbeziehungsmuster des Patienten entfalten können, aber auch auf feste Grenzen treffen. So kommt der Beachtung des Rahmens und der verschiedenen ihn konstituierenden Grenzen wie den Settingformen und Stationsregeln eine zentrale Bedeutung zu. Da sich Borderlinepatienten in Konfliktsituationen mehr über Handlungen im Sinne von Agieren als über Verbalisieren verständlich machen, kommt es zu ständigen Konflikten mit den Strukturen und Grenzen, die somit auch die Funktion haben, die Pathologie der Patienten herauszufordern und damit bearbeitbar zu machen. Der Widerstand der Patienten äußert sich so vor allen Dingen als Widerstand gegen den Rahmen (vgl. auch Ermann 1988). Insbesondere die Milieutherapie mit ihren konkreten Anforderungen hat die Aufgabe, Ich-Funktionen zu stärken, regressive Entwicklungen zu verhindern und einen besseren Realitätsbezug zu entwickeln.

In der *Milieutherapie* können die Patienten damit konfrontiert werden, wie sie die Beziehung zu Mitpatienten und Schwestern und Pflegern gestalten, wie sie mit Angst und Aggression umgehen und in welchen Situationen es zu selbstdestruktivem Verhalten, wie z. B. „Schnippeln", kommt. Dabei fällt auf, daß Borderlinepatienten konkrete Probleme mit der äußeren Realität (wie z. B. Arbeits- oder Wohnungsprobleme), den schwierigen Umgang mit Regeln und sozialen Situationen oft als „banale Probleme" entwerten und zu vermeiden suchen. Die Beschäftigung mit diesen Problemen wird abgewehrt, weil sie die offenen oder geheimen Größenphantasien gefährdet und in Konflikt mit den starken Entschädigungs- und Versorgungswünschen gerät. Ein sichtbarer therapeutischer Fortschritt in der Kompetenz der Lebensbewältigung muß oft auch deshalb vermieden werden, weil er als ein Zuwachs an Selbständigkeit erlebt wird. Selbständigkeit wird von Borderlinepatienten aber oft mit Verlassenwerden gleichgesetzt und löst heftige Verlassenheitsdepressionen aus. Es stellt deshalb einen wichtigen Fokus in der stationären Arbeit dar, diese automatische Verbindung von Selbständigkeit und Verlassenwerden allmählich zu lockern.

In besonderem Maße beschäftigt sich die Milieutherapie mit den Defiziten des Patienten, hier können auch Konzepte der Verhaltenstherapie, wie sie z. B. Linehan (1987, 1988) entwickelt hat, und Methoden des sozialen Lernens (vgl. Heim 1984) eingesetzt werden. In unserem Münchner Modell wird dieser Bereich durch eine milieutherapeutische Gesprächsgruppe, die Ergotherapie, den Kontakt zu den Bezugsschwestern und die Sozialarbeit repräsentiert.

Die zentrale Aufgabe der *analytischen Therapien* im engeren Sinne besteht dagegen darin, dem Patienten zu helfen, an die Stelle des Agierens allmählich eine Symbolisierung von Erfahrung zu setzen. Mir scheint, daß für Borderlinepatienten die zentrale therapeutische Erfahrung darin besteht, einen Zustand, den Bion (1962) als „nameless dread", als namenloses Entsetzen bezeichnet hat, in benennbare Gefühle zu übersetzen. Die von Borderlinepatienten oft beschriebenen Zustände innerer Leere entsprechen meist der Abwehr dieses ängstigenden Zustands. In seiner subjektiven Ohnmacht erscheint es dem Borderlinepatienten nur möglich, durch das Ausüben von Druck, der von der Umwelt oft als Manipulation und Kontrolle erlebt wird, etwas beim anderen zu erreichen und zu bewirken. Immer wieder verliert dabei die Sprache die Funktion eines Verständigungsmediums, in dem unterschiedliche Bedeutungen möglich sind. Ogden (1986) führt dazu aus, daß bei diesen Patienten die Realität als das, was sich außerhalb des Bereichs der Omnipotenz des Subjekts befindet, der Phantasie untergeordnet wird. So gibt es noch keine Trennung zwischen dem symbolisierten (dem äußeren Ereignis) und dem Symbol (der Interpretation des Patienten vom äußeren Ereignis). Beides wird behandelt, als wäre es ein und dasselbe. Gefühle sind so Tatsachen, nach denen gehandelt werden muß, und keine emotionalen Reaktionen, die verstanden werden können. Das Zuspätkommen eines Therapeuten wird beispielsweise als Ausdruck der realen Verachtung des Therapeuten dem Patienten gegenüber interpretiert und nicht als ein Vorgang, der diese Gefühle im Patienten auslöst und mit den subjektiven Ängsten des Patienten zu tun hat. Es ist deshalb ein wichtiger Teil der analytischen Arbeit, zusammen mit dem Patienten die verzerrende Wahrnehmung als Ausdruck der inneren Objektbeziehungen zu verstehen und die innere Welt der äußeren gegenüberzustellen. Dies führt allmählich zur Fähigkeit, Symbole zu bilden und die innere Realität und ihre Bedeutungen zu erkennen.

Dieser psychoanalytische Bereich wird in unserem Münchner Modell durch die psychoanalytisch orientierte Einzeltherapie und die extraverbale Einzeltherapie (Gestaltungstherapie oder konzentrative Bewegungstherapie) repräsentiert. Diese zunächst bipolar anmutende Aufgabenteilung zwischen Milieutherapie und psychoanalytischer Therapie wird durch ein integratives Verständnis der Teamarbeit ergänzt. Während etwa Kernbergs (1976, 1984) Konzept der stationären Psychotherapie bei Borderlinepatienten darauf abzielt, Spaltungsprozesse der Patienten innerhalb des Teams möglichst frühzeitig zu vermeiden, bedeutet die integrative Arbeitsweise, wie sie z.B. auch von Janssen (1985, 1987) und Hoffmann (1982) vertreten wird, daß Spaltungen zumindest zeitweise toleriert werden. Der Patient kann Beziehungen zu verschiedenen Mitgliedern des therapeutischen Teams aufnehmen und seine Übertragung immer wieder aufspalten, während das Team durch sein gemeinsames Verstehen die aufgespaltenen Teile integriert. Für den Patienten bedeutet dies, daß er anders als in der ambulanten Einzeltherapie seine aufgespaltenen Teilobjektbeziehungen in der Beziehung zu verschiedenen Therapeuten realisieren kann und so auch, wie es Rotmann (1978) für die frühe Triangulierung beschrieben hat, in Zeiten des Konflikts und heftiger aggressiver Gefühle gegenüber einem Therapeuten emotional in die Beziehung zu einem anderen Therapeuten ausweichen kann. Diese *therapeutische Triangulierung* (Lohmer 1988) ermöglicht dem Patienten, eine Triangulierung als positive Beziehungserfahrung kennenzulernen und damit eine Alternative zur Spaltung oder dem Beziehungsabbruch in der Bewältigung des Frustrationshasses zu finden. Das multipersonale Beziehungsangebot der stationären Psychotherapie kann so als Kombination unterschiedlicher Beziehungsdreiecke gesehen werden. Gelingt es dem Therapeuten, die Ambivalenzspannung innerhalb dieses Dreiecks aufrechtzuerhalten und zu ertragen, idealisiertes oder entwertetes Objekt zu sein, ohne von sich aus diese Idealisierung im Sinne einer „ganz speziellen Beziehung" zum Patienten zu pflegen oder als entwertetes Objekt aggressiv zurückzuschlagen, so besteht die Möglichkeit, daß die Spaltung in nur gute und nur böse Objekte immer wieder auch aufgegeben werden kann. So kann der Patient erleben, wie der scheinbar nur gute Therapeut auch verweigernde Züge hat, z.B. indem er Bündnisangebote nicht mitagiert, sondern aufdeckt. Der scheinbar nur böse Therapeut erhält auch gute Züge, indem der Patient erlebt, daß er die Wut aushalten kann und nicht wie vielleicht das Primärobjekt depressiv, mit Beziehungsabbruch oder Vergeltung reagiert. Durch die Bearbeitung der hinter der Spaltungsnotwendigkeit stehenden Ängste, z.B. vor den eigenen aggressiven Affekten und vor dem Loyalitätsverrat, kann der Patient erleben, daß gleichzeitige Beziehungen zu verschiedenen Personen möglich sind – auch wenn dies ein Verzicht auf Phantasien von narzißtischer Einmaligkeit und omnipotenter Kontrolle bedeutet.

Ähnlich wie es Bion (1962, 1970) für die einzeltherapeutische Situation beschrieben hat, kann es so auch als die Aufgabe eines stationären Teams verstanden werden, den unerträglichen und unfühlbaren Gefühlen des Patienten, dem *Contained,* einen verstehenden Raum, den *Container,* zu geben. Der Patient kann die zunächst unerträglichen Gefühle und Selbstanteile in das Team projizieren; die Aufgabe des Teams als Container ist es, diese projektiven Identifizierungen zunächst auszuhalten, dann zu verstehen und schließlich dem Patienten das Verständnis als Konfrontation und Deutung zurückzuvermitteln. Allmählich kann so der Patient das, was er vorher abspalten und projizieren mußte, wieder als zu sich gehörig zurücknehmen.

Die Idee des Containing ist dabei nicht auf die Arbeit mit den einzelnen Patienten beschränkt, sondern kann auch einen Leitgedanken für das *System* der stationären Psychotherapie darstellen. Borderlinepatienten können nicht nur die Containingfunktion einzelner Mitarbeiter, sondern auch die Integrationsfähigkeit der gesamten therapeutischen Organisation extrem belasten. Die innere Konfusion von Borderlinepatienten, bedingt durch den massiven Einsatz von projektiven Identifizierungen, verursacht häufig auch eine äußere Konfusion im sozialen System der Station. Diese kann sich z.B. darin ausdrücken, daß im gesamten System Verwirrung über den Umgang mit Grenzen, unterschiedlichen Rollen und Aufgaben herrscht. So kann es passieren, daß die Aufgabe, einem Patienten eine bestimmte Konsequenz für die Mißachtung einer Stationsregel mitzuteilen, zwischen Einzeltherapeut, Schwester und Stationsarzt hin- und hergeschoben wird, daß ein Pfleger plötzlich lange „verständnisvolle“ Einzelgespräche mit dem Patienten führt, die er aber vor dem Rest des Teams geheimhält, oder daß der Einzeltherapeut „vergißt“, sich mit dem Sozialarbeiter über die Regelung von Schulden- und Wohnproblemen abzusprechen.

In diesen Bereichen wird deutlich, daß es durch die mangelnde Triangulierungsmöglichkeit von Borderlinepatienten (vgl. auch Rohde-Dachser 1987) zu massiven Spaltungen im Team kommen kann und das systemische Denken in Kategorien der Teamarbeit und des Gesamtsystems der Station immer wieder verlorenzugehen droht. Für jeden Mitarbeiter ist die Versuchung groß, sich mit dem Patienten wie in einer von der Umwelt abgeschlossenen Zweierbeziehung zu erleben und wie er die Welt mit „dyadischen Augen“ zu sehen. Es ist deshalb hilfreich, wenn das System der stationären Psychotherapie als eine Zusammenarbeit verschiedener Subsysteme gesehen wird, in dem das jeweils umfassendere und daher mit weiterreichenden Leitungsfunktionen ausgestattete Subsystem eine Schutz-, Steuerungs- und Containingfunktion für das patientennähere Subsystem einnimmt. Ist beispielsweise ein Therapeut gegenüber einem Patienten in seiner therapeutischen Funktion beeinträchtigt, was durch ein Übermaß an projektiver Identifizierung des Patienten immer wieder geschehen kann, so ist es die Aufgabe des Teams, an der Wiederherstellung dieser Funktion zu arbeiten. Die Klärung der Übertragungs-Gegenübertragungs-Szene innerhalb des Teams und damit der im Containing enthaltene Verarbeitungs- und Verstehensprozeß kann dem Therapeuten dabei helfen, seine therapeutische Funktion wiederzuerlangen. Wird beispielsweise die Arbeitsfähigkeit eines ganzen Teams durch die regressive institutionelle Dynamik zwischen Patienten und Mitarbeitern beeinträchtigt, so ist es die Aufgabe der Klinikleitung und ihrer Repräsentanten, durch klärende oder grenzensetzende Interventionen ein Containing für das Team bereitzustellen. Mitarbeiter und Teams müssen sich vom Gesamtsystem hinreichend gehalten und unterstützt fühlen, um ihre Aufgabe erfüllen zu können. Zwiebel (1987) hat eindrucksvoll dargestellt, wie sich z. B. die Gefährdung einer Institution durch existentielle Konflikte mit ihrem Träger dramatisch auf die Fähigkeit der Mitarbeiter auswirkt, mit schwierigen Patienten therapeutisch arbeiten zu können.

Fallbeispiel

Um die bisherigen Ausführungen zu verdeutlichen, sollen nun an einem Therapieverlauf charakteristische Konstellationen und Probleme beschrieben werden.

Frau D. ist bei Aufnahme eine 32jährige, attraktive Frau mit langen schwarzen Haaren, die zunächst sehr selbstbewußt wirkt, im Kontakt einen rasch für sich einnimmt und differenziert über ihr Leben zu berichten vermag. Sie ist Mutter einer 6jährigen Tochter und arbeitet freiberuflich in einem künstlerisch-pädagogischen Beruf, in dem sie ihre künstlerischen Begabungen entfalten kann, aber unter der Strukturarmut der freien Tätigkeit leidet. Die Patientin klagt bei Beginn der Behandlung darüber, daß sie sich leer fühle, an Panikattacken leide, keine wirkliche Verbindung zu ihrem Körper habe, sondern ihn nur als tote Hülle empfinde. Wenn diese Gedanken stärker würden, könne sie sich selbst kaum mehr aushalten und sich gegen diese Gedanken auch nicht wehren. Sobald sie sich alleingelassen oder zurückgewiesen fühle, gerate sie in ein „Tief", in dem sie sich besonders leer, antriebslos, verzweifelt und einsam fühle. In den „Hochs", die sie manchmal erlebe, habe sie rasch neue Pläne, werde selbst aktiv, entwickle dann aber Vorstellungen, die sie nicht realisieren könne. Sie empfinde sich oft als orientierungslos und fühle sich von anderen Menschen wie durch eine unsichtbare Mauer getrennt. Schon längere Zeit sei sie depressiv gewesen, zu einer eindeutigen Verschlechterung sei es aber gekommen, als sie Anfang des Jahres eine eigene Wohnung habe beziehen wollen. Sie habe sich dort so allein gefühlt, daß sie nicht einmal ihre Umzugskisten habe auspacken können.

In der Vergangenheit habe sie immer wieder Therapieversuche gemacht, einmal eine an Jung orientierte Psychotherapie, dann eine Verhaltenstherapie, eine Zeitlang habe sie sich Bhagwan angeschlossen und zuletzt habe sie EA-Gruppen (Emotional Anonymous) besucht und es als sehr erleichternd empfunden, daß auch andere Menschen ähnliche Probleme wie sie hätten.

Im Anamnesegespräch berichtet die Patientin eine schwierige Beziehung zu ihrer manisch-depressiven Mutter, die sie als eindringend und vernachlässigend erlebt hat und von der sie erzählt, daß sie sie als Kleinkind habe so lange in einem kalten Zimmer liegen lassen, bis sie blau angelaufen sei; bei einer Schiffsreise habe sie sie wohl absichtlich die Treppe herunterfallen lassen, um sie loszuwerden. Jegliche Triebbedürfnisse seien von der Mutter als schlecht bezeichnet worden, so daß sie sich oft abgelehnt und böse vorgekommen sei. Bei aller Wut, die die Patientin gegenüber ihrer Mutter äußert, wird auch deutlich, daß sie sich gleichzeitig von ihr nicht hat lösen können und nach wie vor auf eine „Wiedergutmachung" durch die Mutter hofft. Der Vater trennte sich in den ersten Lebensjahren der Patientin von der Mutter, er wird von der Patientin als erfolgreicher Geschäftsmann beschrieben, der aber jegliches Gefühl abwehre und nur über seinen kühlen analytischen Intellekt funktioniere. Es wird deutlich, daß eine starke Sehnsucht nach diesem Vater besteht, der zugleich aber als fern, unerreichbar und unzugänglich erlebt wird. In der Beziehung zu ihrer Tochter bemüht sich die Patientin, eine „bessere Mutter" als ihre eigene zu sein, fühlt sich aber oft von den Bedürfnissen der Tochter eingeengt und erdrückt.

Diagnostisch schätzen wir die Patientin als eine hysterische Persönlichkeit mit narzißtischen Zügen auf Borderlineniveau ein. Eine begleitende manisch-depressive Erkrankung konnte nicht bestätigt werden.

1. Phase: Idealisierung der Station und Wut auf die Mutter

In der 1. Phase, die etwa 2 Monate dauert, wirkt Frau D. zunächst sympathisch, konstruktiv, gut mitarbeitend und eher neurotisch. Es kommt zu keinem deutlichen Agieren und nur in der Situation der Stationsgruppe mit ihrer Großgruppendynamik wird die Borderlinestruktur durch die dort aktivierten Spaltungs- und projektiven Mechanismen deutlich. So fühlt sie sich dort rasch bedroht und kritisiert, gerät immer wieder in eine Oppositionsrolle gegenüber den Teammitarbeitern, kann Äußerungen von Mitpatienten, wenn sie eine ihr widersprechende Meinung ausdrücken, kaum wahrnehmen – es wird deutlich, daß sie in dieser Situation mehr von dem Erleben ihrer inneren Objekte als von einem objektiven Wahrnehmen der äußeren Realität beeinflußt ist. Die Klinik erlebt sie als „nur gut", während alles Bedrohliche und Böse draußen, v. a. bei der Mutter, ist.

In der Gestaltungseinzeltherapie beschäftigt sich die Patientin zunächst vor allen Dingen mit ihrer Wut gegen die Mutter. Die Therapeutin soll verstehen, wie es der Patientin genau geht, wie schlimm es sei, sich so zerstückelt zu fühlen und wie sehr sie Opfer der Mutter sei. Was sie selbst zu Konfliktsituationen beiträgt, kann sie nicht sehen. Auf einem Bild, in dem mehrere Bestandteile durch tiefe Gräben voneinander getrennt sind, wird zum erstenmal auch der Vater Thema – ihm gegenüber empfindet sich die Patientin nur als ohnmächtig, sie hat das Gefühl, nichts bewirken zu können. Während im verbalen Bereich die Patientin intellektualisierend und stark kontrollierend ist, können im bildnerischen Gestalten beängstigende Gefühle sichtbar werden.

Hier wird erlebbar, daß sich Frau D. nur als Opfer ihrer Eltern sieht und daraus den Anspruch nach Wiedergutmachung und Entschädigung durch die Eltern oder gegenwärtige Elternfiguren erhebt – etwas, was typisch für Borderlinepatienten ist. Diese Wünsche werden oft zum Widerstand innerhalb der Therapie, da die Abspaltung des „Schlechten" und die Projektion nach außen aufrechterhalten werden müssen, um das „Recht auf Wiedergutmachung" weiterhin einklagen zu können.

In der analytischen Einzelpsychotherapie werde ich schon in den ersten Stunden von Frau D. als besonders kompetenter Therapeut, der sie gut verstehen könne und viel besser als die früheren sei, idealisiert – während in mir gleichzeitig das quälende Gefühl entsteht, nicht wirklich in einen emotionalen Kontakt mit ihr zu kommen. Ihre intellektualisierende Abwehr verführt mich immer wieder zu eher kognitiven Deutungen, so daß wir manchmal eine Art „Fachgespräch" über sie führen. Die Anamneseerhebung dehnt sich lange aus, wobei ich den Eindruck habe, daß die Patientin das Erzählen über ihre Lebensgeschichte als Katharsis benutzen möchte und die magische Vorstellung hat, sich so ihrer bedrängenden Phantasien gleichsam auf einen Schlag entledigen zu können. Bei vielen Borderlinepatienten findet sich diese Sehnsucht nach intensiven Gefühlen und kathartischem Erleben – zum einen wohl, weil die Gefühle von Leere und Nichtfühlen als so quälend empfunden werden, zum anderen aber auch als Ausdruck des Wunsches, seelischen Schmerz auszustoßen und von sich abzutrennen.

Nach einigen Wochen entwickelt Frau D. starke sexuelle Wünsche auf mich, ohne daß dabei jedoch eine erotisch getönte Atmosphäre in der Therapie entsteht. Diese Wünsche werden für die Patientin so schwer erträglich, daß sie für eine Woche von der Klinik beurlaubt werden möchte, um in einer anderen Stadt einen Freund aufzusuchen und mit ihm zu schlafen. Wenn ich die Patientin wirklich verstehen kann, droht für sie die Grenze verlorenzugehen; in der Sexualität kann sich die Patientin jedoch sonst bedrohliche Nähewünsche zugestehen, da die Sexualität einen Rahmen dafür bietet. Die prägenitalen Fürsorgewünsche der Patientin werden so sexualisiert und sollen in der anderen Stadt abgeführt werden.

Mein Urlaub und das damit verbundene Trennungserlebnis leiten nach 2 Monaten eine Entidealisierung und eine neue Therapiephase ein.

2. Phase: Der „Abgang"

Während meiner Abwesenheit entsteht in der Patientin der intensive Wunsch, ein weiteres Kind zu bekommen. In dieser Zeit malt sie in der Gestaltungstherapie eine Reihe von Embryobildern, in denen ein wie magisch strahlender, wunderschöner Embryo in einer glitzernden Uterushülle thront. Frau D. identifiziert sich mit dem Embryo, phantasiert dazu Kraft, sieht sich erwachsen, gleichzeitig aber auch behütet und betont immer wieder, daß sie sich als Embryo alles selber geben könne.

Der Embryo erscheint hier als magisch-mächtige Figur und entspricht dem Wunsch der Patientin von einem Zustand, in dem es keine Abhängigkeit gibt, da man sich alles selber geben kann. Mit dieser omnipotenten Phantasie soll die drohende Verlassenheitsdepression, die durch die Trennung von mir ausgelöst wird, abgewehrt werden. Die Hilflosigkeit und Angewiesenheit des Embryos werden ebenso verleugnet wie die Abhängigkeit der Patientin vom Mutterbauch Klinik, von mir, aber auch von der nährenden Beziehung zur Gestaltungstherapeutin.

Kurz nach meiner Rückkehr fühlt sich die Patientin tatsächlich schwanger und erlebt schließlich auf der Toilette sitzend einen Abgang. Obwohl sie innerlich sehr in Aufruhr versetzt ist, teilt sie dies nur ganz beiläufig dem Arzt mit, der daraufhin das entsprechende Präparat ins Labor schickt. Als die Mitarbeiter sich um sie nicht in einer so mütterlich-umfassenden Weise bemühen, wie Frau D. es sich wortlos gewünscht hatte, fühlt sich die Patientin in extremer Weise von der Situation insgesamt, insbesondere aber auch von dem Arzt verlassen und mit all ihrer Panik und ihrem Schrecken alleingelassen. Das Agieren eskaliert blitzartig, bis hin zum Einschalten eines Rechtsanwalts, der Station und Arzt wegen „unterlassener Hilfeleistung" verklagen soll. In der Therapiestunde bei mir beklagt sich die Patientin bitter darüber, daß sie niemand verstehen würde. Als ich versuche, mit ihr zu verstehen, was dieses Erlebnis eines Abgangs für sie wohl bedeute, reagiert sie mit heftiger Wut und klagt mich an, daß ich sie in gefühlloser Weise nach „Bedeutungen" fragen würde, anstatt mit ihr zu fühlen und sie zu verstehen. Sie erlebt es als Zurückweisung, daß ich mich auch als Teil des Teams und nicht als ihr Anwalt verstehe.

In dem Erleben der Patientin können verschiedene Ebenen unterschieden werden, die ich zunächst auch zu deuten versuche. Der Wunsch nach einem Kind ist auch ein pseudoödipaler Ausdruck eines Wunsches nach einer speziellen, verschmelzenden Beziehung zu mir. Dieser Wunsch erleidet einen „Abgang" angesichts der Enttäuschung und Wut der Patientin über meine Abwesenheit. Da enttäuschende und befriedigende Aspekte in einer einzigen Person von der Patientin noch nicht integriert werden können, werde ich zunächst zu einem „ganz schlechten" Objekt. Auf einer präödipaleren Ebene erlebt die Patientin, identifiziert mit dem Embryo, im Abgang die Angst, von der „Mutter Station" nicht genügend gehalten zu werden und abgetrieben zu werden – so wie sie ihre Mutter als ein inneres Objekt erlebt, das sie loswerden will. Damit werden aber nicht nur die depressiven Ängste vor dem Verlassenwerden, sondern auch die paranoid- schizoiden Ängste vor Vernichtung aktiviert. Die Patientin erlebt die Situation als Verfolger, projiziert eigene Wut in die Station und kann sich so nur durch Gegenattacken vor Angstüberflutung schützen. In dieser Regression auf die paranoid-schizoide Position kann die Patientin meine Deutungsversuche aber nicht mehr als Verstehen annehmen, sondern muß sie als Ausdruck von Verfolgung bekämpfen. Ich kann ihr daher in dieser Phase nur noch deuten: „Angesichts Ihrer großen Ängste, von mir überwältigt zu werden, können Sie meine Versuche zu verstehen, was mit Ihnen passiert, nur als Angriff erleben."

Mit dem Abgangserlebnis zerfällt die omnipotente Unabhängigkeitsphantasie von Frau D. Die Fassade einer kompetenten, sich selbst versorgenden Frau, die eine eindeutige Führungsrolle in der Patientengemeinschaft hatte, bricht zusammen und wird überwuchert von dem Gefühl, nicht richtig versorgt zu werden und wie ein Kleinkind einer feindlichen Umgebung ausgeliefert zu sein. In der Gestaltungstherapie wechseln in den nächsten Stunden idealisierte Vorstellungen von Wiedergeburt mit schrecklichen Monsterbildern. Die Gestaltungstherapeutin beginnt, die bis jetzt ausufernden bildnerischen Gestaltungsweisen der Patientin zu begrenzen und kleinere Formate einzuführen. In dieser Zeit ist die Gestaltungstherapeutin die einzige Person, zu der die Patientin eine positive Beziehung aufrechterhalten kann. Sie wird idealisiert, aber auch kontrolliert. Immerhin kann die Patientin aufgrund dieser positiven Beziehung ansatzweise die konfrontierende Deutung der Therapeutin verstehen, daß sie nicht den Stationsarzt verklagen *und* sich gleichzeitig vom Team weiterhin Hilfe erwarten kann.

Zusammen mit dem Verstehen, das ihr mit der Gestaltungstherapeutin möglich ist, bringt ein Gespräch mit dem Chefarzt als „Intervention von außen" etwas Beruhigung; diese Phase endet nach 2 Wochen, als die Patientin die Entscheidung trifft, zumindest vorläufig auf eine Klage zu verzichten. Dies wird auch dadurch unterstützt, daß sich das Präparat vom „Abgang" als ein Stück Kot herausstellt. Die Patientin ist jedoch nur zögernd bereit, den Phantasiecharakter ihres Erlebens zu realisieren. Der Wunsch nach Hilfe und Therapie überwiegt aber die Vergeltungswünsche. Die Patientin kann ihren „Frieden“ mit der Station dadurch machen, daß sie feststellt: „Die anderen, die Therapeuten und Patienten, sind nicht wirklich böse, sondern hilflos!“ – Indem die Therapeuten so depotenziert und entwertet werden, deutet sich schon das Thema der nächsten Phase an.

3. Phase: Macht und Ohnmacht

Nachdem die Patientin aufgrund ihres Agierens beinahe ihren realen „Abgang“ aus dem mütterlichen „Stationsbauch“ inszeniert hätte, verändert sich nachhaltig ihre Rolle auf Station.

Das starke Agieren bewirkt, daß sie aus der Patientengemeinschaft herausfällt und zusehends mehr isoliert wird, In dieser Phase dominiert der Kampf der Patientin gegen einen Pfleger, der die Milieutherapiegruppe leitet, und gegen mich als den analytischen Einzeltherapeuten.

Die Einzelstunden sind beherrscht von den Klagen der Patientin, daß ich sie nicht richtig verstehe, daß ich kalt sei, sie ablehne und mit meinen Deutungen „ in die Ecke drängen wolle“. Immer wieder fühle ich mich in der Zeit tatsächlich unfähig, habe Schwierigkeiten zu denken, zu sprechen und stehe ohnmächtig den Angriffen der Patientin gegenüber. Allmählich wird mir klar, daß eine projektive Identifizierung stattgefunden hat. Eigentlich fühlt sich die Patientin klein, ohnmächtig und hilflos. Durch ihre entwertenden Angriffe versucht sie, mich nun in die Rolle des Hilflosen zu bringen. Sie selbst kann sich in dieser Beziehung mit dem inneren mütterlichen Objekt identifizieren, triumphiert, wenn sie mich als hilflos erlebt, unterwirft mich immer neuen Tests, die ich durch mein „Nichtverstehen“ regelmäßig nicht bestehe. Durch die Angriffe beraubt sie mich real meiner Fähigkeit, sie zu verstehen, und macht micht somit so unverständig, wie sie ihre Mutter erlebt hat. Es wird deutlich, daß es im Moment nur ein „Oben oder Unten“ für die Patientin gibt – da sie so stark die Ablehnung durch mich fürchtet, muß sie mich in die Position des Ohnmächtigen bringen, da sie sich sonst allein und verloren fühlen müßte. Über lange Zeit kann ich nichts anderes tun, als die Angriffe auszuhalten und ihr diesen Mechanismus immer wieder zu deuten.

Auch in der Gestaltungstherapie geht es parallel zu dieser Auseinandersetzung um die Thematik von Macht und Ohnmacht, In einem Bild, in dem sie sich selber als „kleines Würmchen“ darstellt, das von einem gierigen Monster verschlungen wird, kann sie ihre großen Ängste vor der Vernichtung darstellen.

Eine Wendung nimmt die Therapie, als es auf Station zu einer Art „Exorzismus“ bei einer Mitpatientin kommt. Die Mitpatientin klagt über heftige Schmerzen in ihrem Körper, eine Gruppe von Patienten versammelt sich in ihrem Zimmer, Frau D. übernimmt dabei eine Therapeutenrolle und versucht in einem magischen Ritual, der Mitpatientin ihr „inneres Monster, ihre Spinne“ auszutreiben. Als sie in der Gestaltungstherapie ganz stolz über diese Erfahrung berichtet, kommt es zu einem Verknüpfen der verschiedenen therapeutischen Fäden. Sie malt zunächst ein Selbstbildnis mit einer Spinne auf dem Gesicht und entdeckt, daß sie selbst eine Spinne in sich spürt. Auf dem Bild malt sie daraufhin ein Genital, das blutet. Plötzlich beginnt sich Frau D. schreiend auf dem Boden zu wälzen und erinnert, wie ihre Mutter ihr als kleines Mädchen abends immer wieder Würmer aus der Scheide herausgeholt habe. Sie hatte dies voller Ohnmacht als extreme Verletzung ihrer Grenzen erlebt. Als die Gestaltungstherapeutin sie damit konfrontiert, daß die Mutter da wohl ähnlich ihre Grenzen verletzt habe wie sie die Grenzen der Mitpatientin im „Exorzismus“, kann die Patientin diese Verbindung nachvollziehen. Deutlich wird ihre Angst vor Grenzüberschreitung auch, als ihr die Gestaltungstherapeutin zur Beruhigung die Hand auf die Schulter legt. Die Patientin erlebt dies als beängstigend und eindringend. Sie kann nun darüber berichten, wie sie in Situationen von Grenzverletzungen und beengenden Gefühlen immer wieder neben sich steht, den Körper verläßt, sich aber dann auch erschreckend leer fühlt.

Nach 2 Monaten endet diese Behandlungsphase, und es beginnt die letzte Behandlungsphase.

4. Phase: Versöhnung und Abschied

In der Therapie mit mir nehmen nun Spaltung und projektive Identifizierung ab. Frau D. beginnt, auch Positives an mir zu entdecken. Sie kann sehen, daß sie mich lange Zeit wie ihre

Mutter erlebt hat, als jemand, der in sie eindringt, sie nicht akzeptiert, kritisch ist und dem sie sich nur im Machtkampf erwehren kann. Als zweites Übertragungsmuster wird die Übertragung eines distanzierten, intellektuellen, unerreichbaren Vaters deutlich, der als abwesender Vater Ziel von viel Sehnsucht, aber auch Enttäuschung ist. Sie kann gleichzeitig darüber sprechen, wie sie meine väterlich-begrenzenden Teile als erleichternd erlebte. Frau D. kann nun Abhängigkeit eher zulassen, ohne die Angst zu haben, damit alle Eigenständigkeit zu verlieren.

In der Milieutherapiegruppe kann Frau D. über ihre Traurigkeit sprechen, daß die Zeit hier bald zu Ende geht, kann sich von Mitpatienten mit Bedauern verabschieden, ihr Affekt wird depressiver, sie kann sich aber auch mehr nach außen wenden, die Wohnungs- und Arbeitsprobleme in Angriff nehmen und muß dies nicht mehr als „banal" entwerten.

Nach einem Monat endet diese Phase mit der Entlassung der Patientin. Panikattacken und Entfremdungserlebnisse waren weitgehend zurückgegangen, depressive und hypomanische Zustände waren einer ausgeglicheneren Stimmungslage gewichen. Von sich aus wünschte Frau D. eine weiterführende langfristige ambulante Psychotherapie, die sie zusammen mit einer begleitenden milieutherapeutischen Gruppe auch aufnahm.

Schlußbemerkung

Dieses Fallbeispiel sollte verdeutlichen, daß in der stationären Psychotherapie das gesamte soziale System der Station therapeutische Bedeutung gewinnt. Die Inszenierung der inneren Objektbeziehungen der Patienten im Hier und Jetzt des stationären Milieus ergibt die besondere Möglichkeit, die innere Realität der Patienten szenisch zu verstehen. Obwohl dieses Darstellen der inneren Objektbeziehungen auch über primitive Kommunikations- und Abwehrmechanismen wie Spaltung und projektive Identifizierung abläuft, sollte es vom Agieren im engeren Sinne unterschieden werden. Während eine Darstellung der inneren Welt für die Therapie notwendig ist, dient das destruktive Agieren (im Fallbeispiel z. B. der Wunsch, die Station zu verklagen, und die wütenden Angriffe gegen die gesamte Station) nicht mehr dem Erleben und Verstehen, sondern soll gerade diese emotionalen Fähigkeiten bei sich und den Objekten zerstören, indem die Fähigkeit, Verbindungen zwischen Handlungen und Gefühlen herzustellen, angegriffen wird – etwas, was Bion (1959) als „attacks on linking" beschrieben hat. Dies entspricht einem extremen Versuch, dem Erleben von seelischem Schmerz auszuweichen und ihn nicht durch das gemeinsame Verstehen mit dem Team zu modifizieren. Dieses Agieren sollte daher begrenzt werden. Der Versuch, einen hilfreichen Container für die so schwer erträglichen Zustände der Patientin zu sein, bedeutet immer wieder eine große Belastung für Mitarbeiter und die Institution. Eine integrative Teamarbeit mit klaren Grenzen und Rollen, ein systemisches Verständnis der Institution und eine Bereitschaft zur Untersuchung von Übertragung und Gegenübertragung bei allen Mitarbeitern sind eine Voraussetzung dafür, daß die Kräfte von Projektion, Spaltung und Verzerrung nicht überwiegen, sondern das aktiv Auseinandergehaltene schließlich zusammengebracht werden kann. Ist dies möglich, so kann die stationäre Psychotherapie auch solchen Borderlinepatienten helfen, die sonst nur wenig Chancen für eine Veränderung hätten.

Literatur

Bion WR (1984a, [1]1959) Attacks on linking. In: Second thoughts. Maresfield, London, pp 93–109
Bion WR (1984b, [1]1962) Learning from experience. Maresfield, London
Bion WR (1984c, [1]1970) Attention and interpretation. Maresfield, London
Ermann M (1988) Die stationäre Langzeitpsychotherapie als psychoanalytischer Prozeß. In: Schepank H, Tress W (Hrsg) Die stationäre Psychotherapie und ihr Rahmen. Springer, Berlin Heidelberg New York Tokyo, S 51–60
Heim E (1984) Praxis der Milieutherapie. Springer, Berlin Heidelberg New York Tokyo
Hilpert H, Schwarz R (1981) Entwicklung und Kritik des Konzepts der therapeutischen Gemeinschaft. In: Hilpert H, Schwarz R, Beese F (Hrsg) Psychotherapie in der Klinik. Springer, Berlin Heidelberg New York, S 9–39
Hoffmann SO (1982) Stationäre Psychotherapie bei Patienten mit Borderline-Syndromen. In: Helmchen H (Hrsg) Psychotherapie in der Psychiatrie. Springer, Berlin Heidelberg New York, S 256–260
Janssen PL (1985) Auf dem Weg zu einer integrativen analytisch-psychotherapeutischen Krankenhausbehandlung. Forum Psychoanalyse 1:293–307
Janssen PL (1987) Psychoanalytische Therapie in der Klinik. Klett, Stuttgart
Kernberg OF (1981, [1]1976) Für eine integrative Theorie der Klinikbehandlung. In: Objektbeziehung und Praxis der Psychoanalyse. Klett-Cotta, Stuttgart, S 256–297
Kernberg OF (1984) Long-term hospital treatment of severe borderline and narcissistic pathology. In: Kernberg OF (ed) Severe personality disorders. Psychotherapeutic strategies. Yale Univ Press, Yale London, pp 343–358
Linehan MM (1987) Dialectical behavior therapy for borderline personality disorder. Bull Meninger Clinic 51:261–276
Linehan MM (1988) Dialectical behavior therapy in groups: treating borderline personality disorders and suicidal behavior. In: Brody CM (ed) Women in groups. Springer, New York
Lohmer M (1985) Diagnostik und Therapie des Borderline-Syndroms: Entwicklungstendenzen in der amerikanischen Diskussion. Psychother Med Psychol 34:120–126
Lohmer M (1988) Stationäre Psychotherapie bei Boderlinepatienten. Springer, Berlin Heidelberg New York Tokyo
Lohmer M (1989) Ambulante und stationäre Psychotherapie bei Borderline-Patienten. Praxis Klin Verhaltensmedizin 8:228–234
Lohmer M (1990) Diagnostik und Behandlung von Borderline-Störungen in einem stationär-psychiatrischen Rahmen. Psychiatrische Praxis 17
Ogden TH (1986) Potential space. In: The matrix of the mind. Object relations and the psychoanalytic dialogue. Aronson, Northvale London, pp 203–231
Rad M von (im Druck) Die Gruppe als therapeutisches Element in der stationären Psychotherapie. In: Lang H (Hrsg) Wirkfaktoren der Psychotherapie. Springer, Berlin Heidelberg New York Tokyo
Rohde-Dachser C (1987) Ausformungen der ödipalen Dreieckskonstellation bei narzißtischen und bei Borderline-Störungen. Psyche 41:733–799
Rosenfeld H (1981, [1]1978) Zur Psychopathologie und psychoanalytischen Behandlung einiger Borderline-Patienten. Psyche 35:338–352
Rotmann M (1978) Über die Bedeutung des Vaters in der Wiederannäherungs-Phase. Psyche 32:1105–1147
Stauss K (1988) Die stationäre transaktionsanalytische Behandlung des Borderline-Syndroms. Selbstverlag der Klinik für Psychosomatische Medizin, Grönenbach
Swenson C (1986) Modification of destructiveness in the longterm inpatient treatment of severe personality disorders. Int J Therapeu Commun 7:153–163
Trimborn W (1983) Die Zerstörung des therapeutischen Raumes. Das Dilemma der stationären Psychotherapie bei Borderline-Patienten. Psyche 37:204–236
Winnicott DW (1973, [1]1969) Objektverwendung und Identifizierung. In: Vom Spiel zur Kreativität. Klett, Stuttgart, S 101–110
Zwiebel R (1987) Psychosomatische Tagesklinik. Bericht über ein Experiment. Lambertus, Freiburg